三农热点面对面丛书

农民日常保健知识问答

杜桂书　主编

中国农业出版社

图书在版编目（CIP）数据

农民日常保健知识问答/杜桂书主编．—北京：
中国农业出版社，2011.10
（三农热点面对面丛书）
ISBN 978-7-109-16123-8

Ⅰ.①农…　Ⅱ.①杜…　Ⅲ.①农民－保健－问题解答
Ⅳ.①R161－44

中国版本图书馆 CIP 数据核字（2011）第 197151 号

中国农业出版社出版
（北京市朝阳区农展馆北路 2 号）
（邮政编码 100125）
责任编辑　张　欣

中国农业出版社印刷厂印刷　　新华书店北京发行所发行
2011 年 10 月第 1 版　　2011 年 10 月北京第 1 次印刷

开本：850mm×1168mm　1/32　　印张：6.875
字数：105 千字　　印数：1～5 000 册
定价：18.00 元

主　编　杜桂书

编　者　（按姓名笔画排序）

于　荣　马怀安　王久伶　王月丹

关翔羽　杜桂书　陈学和

赵　虹　赵文淑　潘永源

出版说明

“三农”问题是党和国家工作的重中之重，在不同时期表现出不同的热点难点。围绕这些热点难点，自2004年以来，党中央连续发布了8个“三农”问题的一号文件，不断推动“三农”工作。

当前“三农”热点难点问题主要有：如何推进农业现代化，如何加快新农村建设，如何统筹城乡发展，如何发展现代农业，如何加快农村基础设施建设和公共服务，如何拓宽农民增收渠道，如何完善农村发展的体制机制以及农民工转移就业、农村生态安全、农产品质量安全，等等。这些问题是一个复杂的社会问题，解决“三农”问题需要社会各界的共同努力。中国农业出版社积极响应党中央和农业部号召，围绕中心、服务大局，立足“三农”发展现实需求，围绕“三农”热点难点问题，坚持“三贴近”原则，面向基层农业行政、科技推广、乡村干部和广大农民，组织专家撰写了《三农热点面对面丛书》。

本丛书紧密联系我国农业、农村形势的新变

化，重点围绕发展现代农业和推进社会主义新农村建设，对当前农民和农村干部普遍关注的党的强农惠农政策、农业生产、乡村管理，农民增收和社会保障以及新技术应用等热点难点问题，采用专家与读者面对面交流的形式，理论联系实际，进行深入浅出的回答，观点准确、说理透彻，文字生动、事例鲜活，图文并茂、通俗易懂，具有较强的针对性和说服力。在运作方式上，根据理论联系实际的要求，针对“三农”问题的阶段性特点，分期分批组织实施。丛书突出科学性、针对性、实用性，力求用新技术、新观点、新形式，达到“贴近农业实际、贴近农村生活、贴近农民群众”的要求。

本丛书是广大基层干部、农民和农业院校师生学习和了解理论和形势政策的重要辅助材料，也是社会各界了解“三农”问题的重要窗口。希望本丛书的出版对推动“三农”工作的开展和“三农”问题的研究提供有力的智力支持，也希望广大读者提出好的意见和建议，以便我们更好地改进工作，服务“三农”。

2011 年 6 月

前 言

由于医疗费用过快增长，导致老百姓看病难、看病贵，给百姓生活带来极大经济负担和精神压力。党和政府从农民的切身利益出发，建立实行农民医疗保险制度，并逐步提高医疗费用的报销比例，避免农民因病至贫，极大减轻了老百姓的经济负担和精神压力。但是很多医院存在对患者过度诊疗现象，这对老百姓看病来说仍然是一个严重负担。在这样情况下，老百姓从自身做起，熟悉常见病、慢性病、突发性疾病，进行针对性的预防，可以减少一些常见病的发生，控制一些慢性病的发展，预防高血压、糖尿病等疾病引起的并发症发生以及由此引起的死亡，避免因为外伤或猫狗咬伤而引起破伤风、狂犬病导致的死亡。通过主动调节自己的精神情绪，保持积极乐观心态增强自身抗病的免疫力，充分发挥自身免疫系统预防感染、防止肿瘤发生的功能，真正做好自己的医生。既减少自己的医疗负担，又保障自己的生活质量，远离疾病困扰，让自己拥有健康。

本书介绍了常见病、慢性病、突发性疾病等疾病的预防保健，简便、实用。衷心希望本书能给广大农民朋友带来健康的福音，祈盼人人健康长寿。

CONTENTS 目录

1. 什么是高血压？

人体血压的正常值为120/80毫米汞柱（医生通常记录为：120/80mmHg），120（毫米汞柱）代表收缩压，80（毫米汞柱）代表舒张压。如果血压为130～140毫米汞柱/80～90毫米汞柱，称为临界高血压，即血压在正常与增高的临界点。要判断一个人的血压是否为高血压，必须在不同时间，两次测量血压，一次测量血压升高不能诊断为高血压。如果在不同时间，两次测量血压后出现收缩压和舒张压分别增高或同时增高可以确定为高血压：①收缩压大于或等于140毫米汞柱；②舒张压大于或等于90毫米汞柱；③收缩压大于或等于140毫米汞柱，舒张压大于或等于90毫米汞柱。这三种情况血压值均可确定为高血压。

2. 高血压有哪些表现？

高血压常见的临床表现有头晕、头痛、头胀、头沉、后颈部发硬等，有些人只感觉头脑不清醒，昏昏沉沉，还有些人感到心慌、胸闷、气短、失眠等。血压突然升高或很高时，可以表现为高血压急症，剧烈头晕、头痛、恶心、呕吐，甚至躁动、谵妄、喘息等，需要立即去医院急救治疗。也有一部分高血压患者没有任何症状，因而延误诊断和治疗。

3. 哪些原因可以引起高血压？

有些高血压患者有明显的发病原因，有些高血压患者没有明显的发病原因。大多数高血压没有明确的原因，称之为原发性高血压，多见于中老年人，青少年也可以发生。原发性高血压患者，一般有高血压家族史，也就是说患者的父母亲和兄弟姐妹中有得高血压的人称为高血压家族史，有高血压家族史的人伴有长期精神紧张、工作压力大，肥胖，饮食过度油腻、食盐摄入过多即口重的人容易患高血压。因为患某种疾病导致的高血压，称之为继发性高血压。多见于年轻人，常见的疾病为慢性肾炎、肾病，肾动脉狭窄，肾上腺疾病，多发性大动脉炎，颅脑疾病，药物作用，包括长期服用避孕药、甘草制剂、糖皮质激素等，对于血压很高，很难控制，比较年轻的高血压患者应该注意是否为继发性高血压。

4. 高血压对人体有什么危害？

高血压对人体的危害取决于患者对高血压控制的好坏，如果血压一直控制在适当水平，高血压对人体不会造成损害；如果对血压不进行控制或血压控制不稳定，对人体就会产生极大的危害。长期血压高的患者会造成心、脑、肾等重要器官的慢性损害，在遇到情绪激动或剧烈运动等危险因素刺激时，可以突发冠心病、脑出血等严重危害生命的疾病。

我国曾对高血压病进行过 3 次抽样调查，结果表明：我国高血压患病率每 10 年上升约 25%，目前全国患者估计人数已超过 1 亿。因此，加强对高血压疾病防治的宣传，有利于控制不断上升的高血压患病率，预防和控制高血压并发症，降低致残率和死亡率，并提高患者的生活质量。最近的一次调查发现，我国 35～45 岁这一年龄段的高血压患者的增长率，达到了 62%～74%，而 65～74 岁年龄段的高血压患者的增长率，却只有 15%～18%。这部分中年人，不少是白领和领导干部，是工作长期处于高度紧张状态、应酬多、运动少的特殊人群。

5. 如何检查自己的血压？

每个成年人都应该知道自己的血压是多少，是否正常。血压检查很容易，医务室、社区都可以进行血压测量。不同的人测量血压的时间间隔不同，从来没有测量过血压的人应该在不同时间连续测量 3 次，血压正常的人一般情况下一年测量 1～2 次就可以，血压在正常与异常之间的人，应该经常测量自己的血压，如果发现血压增高，就要及时服用降压药，把自己的血压维持在适当水平。

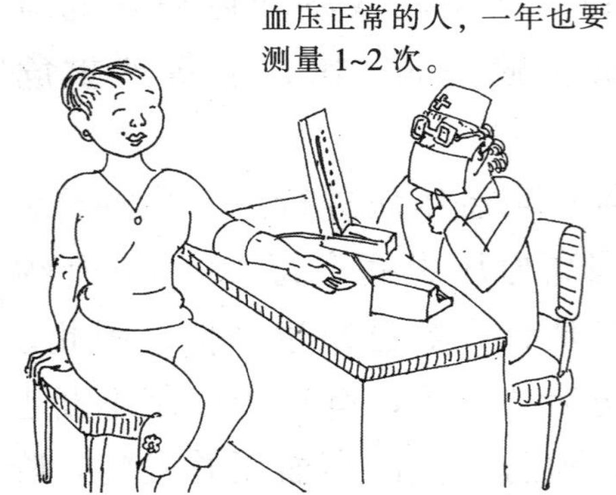

6. 发现自己血压高马上需要吃药吗？

如果为初发高血压，而且血压仅为轻度升高，即血压为140～160毫米汞柱/90～00毫米汞柱，暂时可以不用药，先到医院进行相关检查，改变不良生活习惯，并观察监测血压1个月，如果血压大于140/90毫米汞柱，而且经过医院的相关检查排除了其他疾病引起的高血压，即继发性高血压，则需要服用降压药物治疗

7. 确诊高血压后应做哪些检查？

确诊高血压后应明确是继发性还是原发性高血压，做一些必要的检查，如心电图，血常规，尿常规，血生化（肝功、肾功、血糖、血脂、血钾钠等），如怀疑继发性高血压，应做进一步检查。

8. 高血压病人如何改变生活方式?

良好的饮食习惯和生活方式对于高血压患者很好的控制血压，避免因高血压引起心脑血管性疾病具有非常重要的作用。高血压患者在生活中应该注意以下几个方面：

（1）保持良好的心态：高血压患者要特别注意保持心情舒畅，身心彻底放松，并注意充足睡眠和休息。一般的情绪激动、急躁上火，生气、愤怒等不良情绪刺激，对于正常人来说，可能仅仅是精神上的不愉快，食欲不好等表现，而对于血压高的人来说，后果就截然不同了，轻者引起心脑供血不足，患者表现心慌、胸闷、心绞痛、头晕、头痛等，重者导致心肌梗塞、脑出血等严重危及生命的病变发生。因此高血压患者一定要调整好自己的心态，即使是严重的高血压，只要坚持规律服用降压药物，维持血压平稳，同样可以拥有正常人的生活质量与长寿。

（2）合理膳食：高血压患者一定要低盐、低脂饮食，多吃新鲜蔬菜、水果，饮食不要太咸，少吃肥肉类食品和盐腌制品等。此外还要注意戒烟限酒。

（3）适量运动：持之以恒的坚持锻炼是现代人保持健康生活的一个重要因素。血压高的人适合选择不太激烈的运动，如散步、慢跑，打太极拳，以经络锻炼为主的保健操等，尤其是肥胖型的高血压患者要加大运动时间。

保持心理平衡，是预防高血压发生发展的重要保证；合理饮食，低盐、低脂，不抽烟、不喝酒、不暴饮暴食，适量运动是维持血压稳定的最基本的治疗。

9. 降压药物有哪几类？

目前国内、外公认有效的降压药物有五大类，它们是：①ACEI 类（血管紧张素转换酶抑制剂）：卡托普利、蒙诺、洛丁新、雅施达、一平苏、依苏、依那林等。②ARB 类（血管紧张素 II 受体拮抗剂）：科素亚、穗悦、代文、安博维等。③钙离子拮抗剂：硝苯地平缓释片、拜心同、络活喜、压氏达、施慧达、欣然，安内真、波依定等。④β 受体阻滞剂：倍他乐克、阿替洛尔、康忻、博苏、卡维地洛（达力全）等。⑤利尿剂：氢氯噻嗪、吲达帕胺（寿比山、美利巴、圣畅、稳定血压灵）等。还有一些降压药，如 α 受体阻滞剂（哌唑嗪、高特灵等），不作为首选用药。中药降压药一般作为辅助治疗，与西药合用降压治疗，很少单独应用。

10. 高血压患者应该如何选择降压药物治疗？

确诊高血压后，应去医院就诊，由医生确定治疗药物，不要自己随便买药吃，以免治疗不当。轻度高血压可以选择一种药物治疗，而中度以上的高血压，即血压≥160/100毫米汞柱，应选择联合治疗，即两种以上的药物联合服用治疗。比较常用的联合治疗药物组合是：ACEI类（血管紧张素转换酶抑制剂）＋利尿剂、ARB类（血管紧张素Ⅱ受体拮抗剂）＋利尿剂、钙离子拮抗剂＋β受体阻滞剂。有些降压药物是一些固定复方制剂，如海捷亚、安博诺、北京降压0号等，是高血压联合治疗比较好的选择。两种药物联合治疗仍不能达标的患者也可选用三类以上药物联合治疗。但同类药物一般不能同时应用。

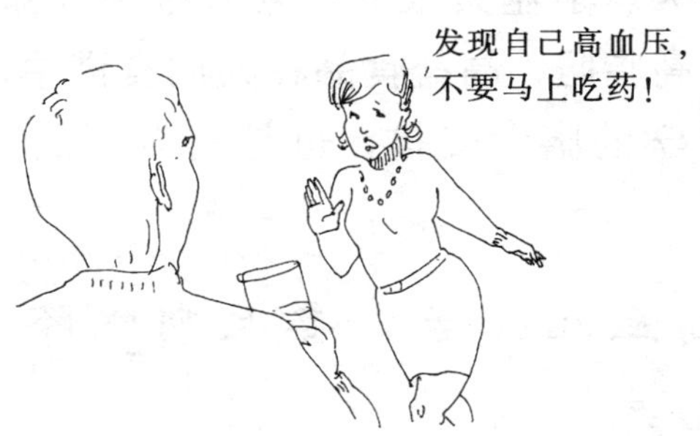

11. 什么是高血压病？

高血压可分为原发性高血压及继发性高血压两大类。在绝大多数患者中，高血压的病因不明，称之为原发性高血压，占高血压的90％以上；少数患者，血压升高只是某些疾病的一种临床表现，称为继发性高血压。原发性高血压也叫高血压病，就是通常所说的高血压，临床上主要表现为动脉血压的升高，患者除了高血压本身引起的相关症状以外，长期的高血压可成为多种心脑血管疾病的重要危险因素，并影响重要脏器如心、脑、肾的功能，最终可导致这些器官的功能衰竭。高血压的原因目前仍不清楚，但遗传因素很重要，高血压病人有阳性家族史占40%～60%。年龄增长是另一个重要因素。食盐摄入量过多、脂肪食物过量、吸烟、大量喝烈性酒、肥胖、工作过度紧张等都是诱发因素。高血压发病率上升和发病的年轻化与人们生活节奏加快、精神压力大、学业紧张等因素有很大关系。此外，高热量、高脂肪、高盐食品在人们食谱中比重的增加，不科学的膳食安排，也是高血压的一个主要原因。

12. 高血压是否需要长期吃降压药物治疗？

原发性高血压很难根治，一般需要使用药物把血压维持在正常范围，因此高血压患者需要长期药物治疗，即使服药后血压正常，也需要坚持用药维持；若血压偏低，可以减少药量维持，绝对不能擅自停药。如果血压确实自行降至正常范围，应去医院检查是否合并其他某些疾病，如脑梗塞，心肌梗死，上肢动脉狭窄等，因为这些疾病可以导致血压的自行下降。因此即使血压降到正常也并不意味着就治好了高血压，需要终生坚持服药治疗，控制血压在正常范围内，避免发生中风、心肌梗塞等严重并发症。

13. 高血压药物治疗后血压控制多少合适？

高血压经药物治疗后，血压达标的标准为：大多数患者血压应控制在 140/90 毫米汞柱以下，使心脑血管疾病的发病率最低；合并糖尿病的高血压患者，血压应控制得更低些＜130/80 毫米汞柱；合并肾功能损害时，血压应控制在 125～130 毫米汞柱/75～80 毫米汞柱以下，才能延缓肾功能损害的发展。年龄在 75 岁以上的老年人或合并颈动脉狭窄、脑动脉狭窄的患者，血压控制在 160/90 毫米汞柱即可。

14. 高血压患者服药应注意什么？

①降压不能过快过低，以避免心脑供血不足的加重，如果不是急症，应在数日数周或数月内逐渐降低为好；②不要自己随便换药、加药或突然停药；③坚持服药，维持血压平稳；④严重高血压患者最

好学会自己测量血压，方便在家长期、规律、随时、及时进行血压测量，有利于患者掌握影响血压波动的不利因素的影响，以提高疗效。

15. 血压控制不稳怎么办？

血压波动大俗称不稳定，不仅引起一系列症状，还可以诱发心脑血管急症发作。血压不稳可表现为：清晨、下午、晚上或夜间血压高，或血压波动大。原因可能有：没按血压波动规律服药，使用短效降压药。对于血压控制不稳定的患者，推荐使用长效将血压药物；按血压波动规律服药：每天第一次降压药物在起床（6～7 点）服用，如果是中效降压药物，第二次应在下午 4～5 点服用。

16. 高血压伴有糖尿病、冠心病等疾病时应该选择哪类降压药物？

很多高血压合并有其他的疾病或症状，如合并糖尿病、冠心病、高血脂等，在选择降压药物治疗高血压时要充分考虑伴随疾病的特点正确选择降压药物。① 糖尿病伴有高血压患者应该首选 ACEI 类（血管紧张素转换酶抑制剂）或 ARB 类（血管紧张素Ⅱ受体拮抗剂）降压药物治疗。②冠心病高血压适合应用钙离子拮抗剂、β 受体阻滞剂、ACEI 类降压药物治疗。③有肥胖、高血脂的高血压患者应首选 ACEI 或 ARB 类药物。④老年人及单纯收缩性高血压，即单纯高压升高的高血压，应首选利尿剂治疗，钙离子拮抗剂也可以应用。⑤合并脑梗塞或脑供血不足的高血压应选择钙离子拮抗剂、ACEI 或 ARB 药物治疗。⑥合并心率快或房颤的高血压患者：有些高血压患者，交感神经兴奋性升高，心率加快，年轻人比较多见，可以选择β受体阻滞剂治疗；有些高血压合并房颤，老年人多见，亦可以选择β受体阻滞剂及 ACEI 或 ARB 类药物治疗。⑦合并心衰的高血压患者，降压治疗首选 ACEI 或 ARB 类药物＋利尿剂治疗。

17. 常用降压药物的常见副作用有哪些？

常用降压药比较常见的副作用，如 ACEI 类药物可以引起咳嗽；钙离子拮抗剂可以引起心率加快和浮肿，主要表现为双侧小腿浮肿或两个脚背浮肿；β受体阻滞剂可以引起心率过缓，哮喘，乏力等，利尿剂可以引起低血钾等。

18. 血压降不下来怎么办？

如果应用了 3 种以上降压药物，血压仍不能控制在 140/90 毫米汞柱以下，可能有如下原因：①病人仍是高盐、高脂，过量饮食，吸烟、喝酒等，

②同时患有其他疾病，服用某些可能导致血压升高的药物；③抗高血压药物选择不合理；④有一些引起高血压的疾病尚未诊断出来；⑤高血压肾脏损害影响高血压治疗等等。对于控制不下来的血压一定找医生分析原因，针对上述情况，做出相应的处理。合理调整降压药，包括联合用药及合理使用降压药。

19. 为什么有些高血压药物治疗效果不好？

有些高血压患者，降压药物治疗效果不满意，血压不能控制在理想的水平。这种情况常见原因有：①病人没有按医嘱坚持服药，服药次数不够或剂量不够，或擅自减少服药种类；②单一药物治疗不满意，没有联合用药，或者即使两种药物联合应用仍不满意，未继续加用其他类药物；③药物选择不当，不适合患者应用或该药物作用强度不够；④继发性高血压，血压的升高是因为某种疾病造成的，血压升高的原因没有得到治疗去除，单纯服用降压药物治疗导致降压效果不理想。

20. 什么是血脂？

血脂是血液中所含脂类物质的总称。主要包含胆固醇、甘油三酯、磷脂、脂肪酸等。其中最主要的是胆固醇和甘油三酯。胆固醇和甘油三酯都是不

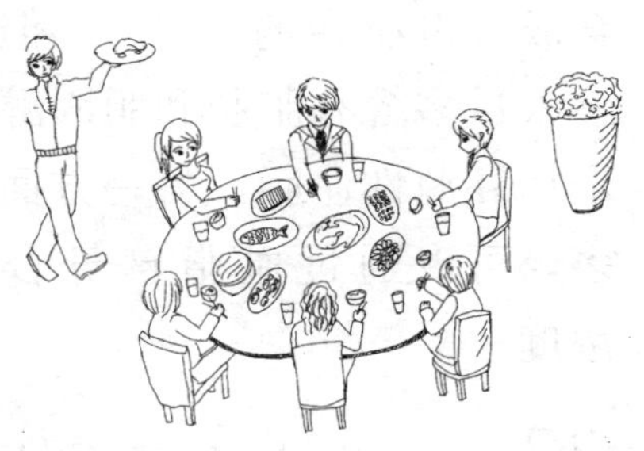

溶于水的，血脂和载脂蛋白相结合形成脂蛋白，才能存在于血液中，因此脂蛋白是脂质在血液中的一种存在形式。脂蛋白主要有四种：乳糜微粒、极低密度脂蛋白、低密度脂蛋白和高密度脂蛋白。胆固醇主要存在于低密度和高密度脂蛋白中，所以胆固醇又分为低密度脂蛋白胆固醇和高密度脂蛋白胆固醇。甘油三酯包含在乳糜微粒和极低密度脂蛋白中。

21. 血脂的来源有哪些？

血脂包括甘油三酯、胆固醇、磷脂和脂肪酸。我们通常所说的血脂主要是指血中的甘油三酯和胆固醇。血脂的来源主要有两条途径。一是人体内自身合成的，也叫内源性途径，占血脂的70%；二是外源性途径，就是我们吃进的食物，通过食入富含脂肪和胆固醇的食物获得，占30%，这类食物如猪牛羊的肥肉、动物油脂、烤鸭、各种煎炸食品、全奶、奶油、奶酪和鸡蛋等。有些人当血液中胆固醇太多的时候，多余的胆固醇会滞留于血液中，使血液变得黏稠，或沉积在血管壁上引起疾病。

虽然人体血浆中甘油三酯、胆固醇主要靠自身合成（占血脂的70%），但食物的影响不容忽视。食入过多含有脂肪和胆固醇的食物，一方面会直接增加外源性血脂，另一方面体内合成血脂的原料增多，可以通过血脂自身合成途径间接增加血脂浓度。

22. 人体内血脂是如何产生的？

人体内的血脂有两种来源，一种是通过食物获得，另一种是体内自身合成。食入含脂肪和胆固醇多的食物会增加血脂，对健康不利，如猪牛羊的肥肉、动物油脂、烤鸭、各种煎炸食品、全奶、奶油、奶酪和鸡蛋等。

23. 什么是高脂血症？

血浆血脂水平高于正常时称为高脂血症，即总胆固醇≥5.7毫摩尔/升，或甘油三酯≥1.7毫摩尔/升或低密度胆固醇脂蛋白≥3.36毫摩尔/升，或高密度胆固醇脂蛋白≤1.03毫摩尔/升。各医院抽血化验血脂时，血脂检测项目不完全相同，但是一般都有总胆固醇、甘油三酯、低密度胆固醇脂蛋白、高密度胆固醇脂蛋白四项。

24. 血脂升高对人体有害吗？

血脂升高就是高脂血症。随着人民生活水平不断提高，我国患高脂血症的人越来越多，同时动脉粥样硬化、冠心病、脑中风等心脑血管疾病的患者亦有逐年增加的趋势。

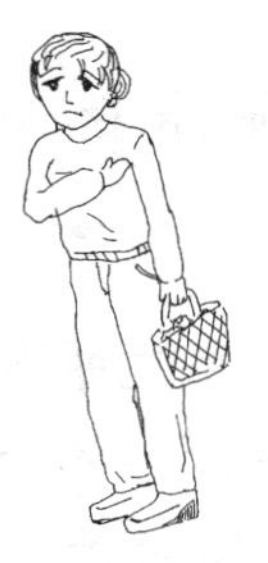

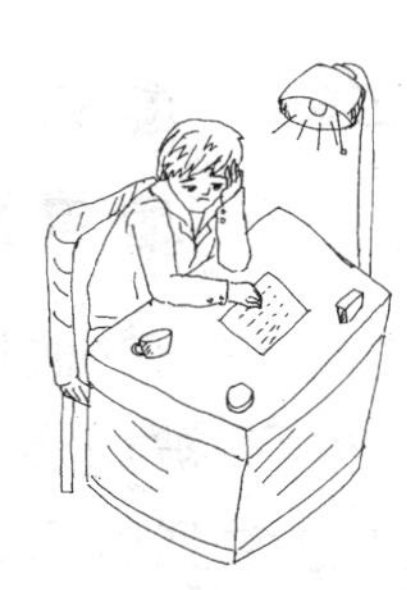

血脂升高容易导致动脉血管粥样硬化，而动脉血管粥样硬化的主要表现就是动脉血管壁斑块形成，进而造成血管管腔狭窄甚至阻塞，使血流减少或中断，从而影响相应器官的功能。如果病变发生在心脏或大脑，就会严重威胁人的生命。因此血脂升高是冠心病和脑中风发病的重要危险因素，这说明血脂升高对人体健康非常不利。

25. 哪些人需要经常检查自己的血脂？

几种类型的人是高脂血症的高危人群，需要进行血脂检查：

①喜欢吃富含胆固醇食物的人，肥的猪牛羊肉、动物内脏、动物脂肪、松花蛋、鱿鱼等海产品类食物富含胆固醇；②肥胖的人；③经常暴饮暴食，运动过少的人；④长期过度精神紧张的人；⑤年龄较大的人；⑥有家族性高脂血症的人；⑦有糖尿病、肾病、甲状腺功能低下、脂肪肝的人。

26. 怎么看血脂化验单？哪些是“坏”胆固醇？

单纯的血脂升高几乎不会引起人们太多不适，经常不被患者察觉，只有通过血脂化验才能知道。当您拿到血脂化验报告单时，通常会发现有 4 个指标：总胆固醇、低密度脂蛋白胆固醇、高密度脂蛋白胆固醇和甘油三酯。一般化验报告单上均标有检查指标、每项指标的正常值或参考值，各项指标的实际检测结果及与正常值相比的异常情况。如果升高，则用↑符号表示，如果下降，则用↓符号表示。在血脂化验报告单上，如果总胆固醇、甘油三酯和低密度脂蛋白胆固醇升高，对身体不好，高密度脂蛋白升高则对人体有利。因为低密度脂蛋白胆固醇是沉积在动脉壁上胆固醇的主要来源，被称为“坏”胆固醇；而高密度脂蛋白将胆固醇从血液运送到肝脏代谢，被称为“好”胆固醇。

血脂化验单虽然很简单，但是各血脂项目多由英文缩写来表示，对于没有学过医的广大患者来说感到很陌生。下面是血脂化验单上主要血脂检查项目的英文缩写符号的含义：

（1）TC：是总胆固醇的英文缩写，代表血中所有的胆固醇。

（2）TG：是甘油三酯英文的缩写，代表了血中所有甘油三酯的含量。

（3）LDL－C：是低密度脂蛋白—胆固醇的英文缩写。低密度脂蛋白是含有多种成分的复合体，低密度脂蛋白中含有较高的胆固醇，因此是一项目前最受重视的血脂指标。

（4）HDL－C：是高密度脂蛋白—胆固醇的英文缩写，反映血中高密度脂蛋白的浓度。高密度脂蛋白是一项比较特殊的指标，它升高是一件好事，而过低则会增加心血管病的危险性。

此外，在一些较为全面的血脂化验单上，还有一些其他的项目，比较难记，不过没关系，我们只要记住上面四个最基本的指标就可以对自己的血脂情况有基本的了解。

27. 高血脂与动脉粥样硬化有关系吗？

高血脂和动脉粥样硬化具有密切的关系，高血脂的人，容易形成血管动脉粥样硬化，使血管管腔变得狭窄，影响血液通过，导致机体相应器官血液供应减少，发生功能障碍。最容易发生动脉粥样硬化的血管是冠状动脉、脑动脉，其次是肾动脉、腹主动脉等。

28. 肥胖与高血脂有关系吗？

肥胖对脂质代谢会产生很多影响。有研究表明，肥胖妇女的甘油三酯、胆固醇、低密度脂蛋白胆固醇均明显升高，高密度脂蛋白胆固醇明显下降。肥胖及超重老人的胆固醇、甘油三酯、血糖、收缩压及舒张压均明显高于正常及消瘦老人，这说明肥胖、高脂血症、高血压病、Ⅱ型糖尿病、动脉粥样硬化性心脑血管疾病具有共同的发病基础，它们之间密切相关。体重与身高的比值称为体重指数，体重指数增加，血清胆固醇也会随之上升。肥胖通常与高血脂、高血糖症和高血压病等危险因子合并出现。因此，肥胖不但与高脂血症有关，而且与高血压病、Ⅱ型糖尿病、动脉粥样硬化性心脑血管疾病等均有密切关系。

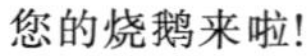

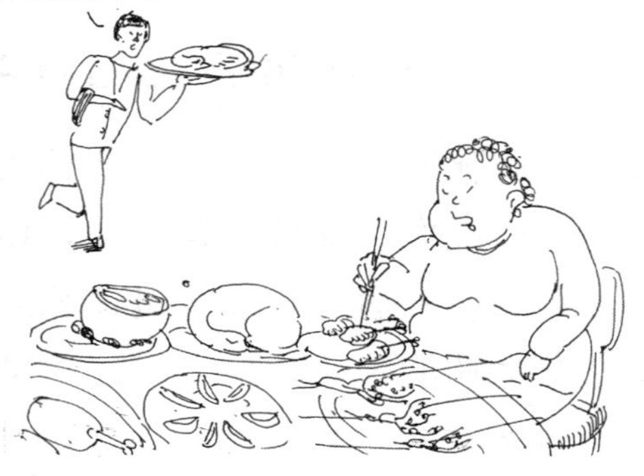

有人说腰带越长，寿命越短，这句话具有一定道理。腰围/臀围比值增高者（男性＞1.0，女性＞0.8）常伴有血糖、血脂水平的增高，这也提示患心血管病危险的增加。

29. 为什么要进行降脂治疗？

正常水平的血脂能够满足身体的代谢需要，如果血脂升高就会成为冠心病、脑中风等心脑血管疾病的重要危险因素。因此如果发现了自己血脂高了，就要及时采取防治措施。如果血脂轻度升高，可以通过改变饮食习惯进行调整控制，如果血脂中度以上升高，就要配合降脂药物和改变饮食结构进行治疗。健康的饮食习惯、生活方式具有非常重要的作用。长期坚持可以降低您的胆固醇，缩小动脉粥样硬化斑块，从而减少冠心病、中风发作的危险，提高生活质量。

30. 如何控制血脂？

（1）查血脂：判断自己的血脂增高情况，监测自己的血脂控制情况，及时进行饮食、运动调整，必要时配合降血脂药物治疗。

（2）饮食和运动疗法：影响血脂的因素有饮食、体重、运动、年龄和性别和遗传因素等。其中饮食、体重、运动因素是可控制因素，年龄和性别和遗传因素等是不可控制的因素。如果您的血胆固醇水平增高，第一步就是改变您的饮食习惯，减少脂肪摄入，特别是饱和脂肪，多用植物油，少用动物油。多进食富含维生素和纤维素的食物，如各种新鲜水果、蔬菜，粗粮，限制油炸食品、猪牛羊肉、奶油蛋糕等富含胆固醇和饱和脂肪酸的食入。坚持多运动，至少每周三次，每次一个小时。运动形式多种多样，只要适合自己就行，如跑步、跳舞、太极拳、健身操等，尽可能多走路，因为步行是一种很好的运动方式，几乎每个人都可以安全地进行。运动可以促进血液循环，加速代谢废物的排出；同时运动可以消耗热量，体重下降。有助于减肥。

（3）药物治疗：如果在改变饮食，增加运动后，血脂化验时胆固醇水平依然很高，则需要使用药物进行降血脂治疗，需要到医院根据医生的建议服用降血脂药物。目前最常用的降胆固醇的药物——他汀类的作用方式是：减少体内低密度脂蛋白胆固醇的生产。

31. 饮食和运动对每个高血脂的人都有效吗？

合理的饮食和适度运动对多数高血脂的人都会有效，但是有一部分人即使进行严格的低脂饮食和运动方案也不能把过高的血脂降下来，如血脂水平过高、有遗传因素的人。为了降低冠心病发作的危险，对于高胆固醇患者，首先是改变饮食、适当运动。3 个月后复查，如未达到低密度脂蛋白胆固醇目标值，应考虑加用药物治疗。

32. 胆固醇已经达标，是否可以停药？

高胆固醇的人经过一段时间药物治疗，血脂化验检查，胆固醇接近正常值。有些人就认为自己血脂正常了，就停止用药。实际上胆固醇达标仅仅代表控制了目前胆固醇水平，并不意味着高胆固醇的治愈。如果停止服药，那么血中胆固醇很快会恢复到治疗前水平。正确的做法是，胆固醇达标后，应该坚持一段时间的药物治疗，继续配合低脂饮食和运动锻炼，并定期检查血胆固醇水平。

33. 心脏在人体生命活动中具有什么样的作用？

心脏是一个中空的肌性器官，位于人体胸腔的中部，胸骨后面偏左侧，是循环系统的重要器官。心脏是保证人体生命活动的重要器官，没有心脏就没有正常人体的生命活动。心脏与遍布全身的血管相连构成人体的循环系统。心脏的内腔由一个间隔分为左右两个腔室，每个腔室又分为上下两个部分，上面的腔室叫心房，下面的叫心室。心房负责收集流回心脏的血液，心室将血液射出心脏。心室的进口和出口都有瓣膜，保证血液单向流动。因此心脏里面共有四个空腔，左心房、左心室、右心房和右心室。将血液运回心脏的血管叫做静脉，接受心脏射出来的血液的血管叫做动脉。静脉与心脏、心脏里面心房与心室之间，心脏与动脉之间都有相应的进口和出口，每个进口和出口都有瓣膜，保证血液只能按照一个方向单向流动。

心脏的主要功能是通过心脏不断地有规律的收缩、舒张运动，即心脏的跳动，保证血液在全身所有的大小血管中不断的循环流动，通过血液的流动，把营养物质吸收到血液中，通过血液在全身的循环把营养物质运送给全身的组织，再把组织代谢运动过程中产生的废物吸收到血液里，通过血液循环运送到相应的排泄器官排除体外，从而保证人体生命活动过程中的营养供应和垃圾清除，维持机体自身的稳定。

34. 我们能让心脏好好跳动吗？

心脏由心肌组织构成，具有自动的节律性，可以自动的收缩舒张，进行跳动泵血。负责心脏运动的神经是交感神经和迷走神经，这两种神经不受大脑意识支配。我们无法通过意识活动让心脏跳动快些或者慢些。但这并不等于说人的意识活动对心脏没有作用。在日常生活中，当我们遇到紧张或恐惧的事情时，心脏跳动就会加快，面色就会变白或者变红。说明精神情绪状态会通过神经系统间接影响心脏的运动。为了让心脏更好的跳动工作，我们可以从两个方面进行心脏功能的强化锻炼。一是通过自我调整，使自己精神放松，自我解压，经常保持一种平和、乐观的心态，有助于心脏正常功能的发挥和增强；二是选择适当的运动健身方式，每天坚持一定的时间，让自己处于微微出汗状态，可以让自己的心脏经常得到锻炼而强化。

35. 什么是心血管系统？有什么作用？

心血管系统是循环系统的一部分，循环系统包括心血管系统和淋巴系统。心血管系统由心脏和血管组成，血管包括动脉、静脉和毛细血管。心脏是血液循环的动力器官，依靠它节律性搏动，推动血液不断流动，动脉将心脏输出的血液运送到全身各器官组织；静脉把从全身各器官组织收集的血液回流到心脏；毛细血管是连接动脉和静脉末梢之间的微小血管，在动脉与静脉之间起桥梁作用。毛细血管管壁很薄，由单层细胞组成。毛细血管在体内分布很广，遍布全身所有组织，毛细血管是组织细胞获得营养和排除废物的场所，即物质交换的场所。毛细血管内的营养物质透过血管内皮细胞或细胞间歇，进入到组织中，供组织细胞利用；组织细胞在活动过程中产生的代谢废物进入到毛细血管内，这样的血管称为静脉。通过静脉血管把含有代谢废物的血液运送回心脏。血液在心脏的推动作用下，在心血管系统内周而复始的流动（即血液循环），不断地将营养物质运送到全身各器官、组织，并将器官组织产生的代谢废物带到排泄器官，排出体外。

36. 什么是血液循环？为什么说心脏是血液循环系统的动力泵？

心脏有节律的搏动推动血液在心血管系统中按一定方向流动，周而复始，循环不已，称为血液循环。根据血液在体内循环路径不同，把血液循环分为体循环和肺循环。全身的静脉血都汇入右心房，经三尖瓣口流入右心室，心脏收缩时将血液射入肺动脉，流经两肺的毛细血管，进行气体交换，充分吸收氧气和排出二氧化碳后，暗红的静脉血又变成了鲜红的动脉血，然后由肺静脉流入左心房。从右心室到左心房这一血液流动途径称为小循环，即肺循环。紧接着，左心房的动脉血经二尖瓣口流入左心室，当心脏收缩时，左心室内的新鲜血液首先被泵到主动脉，并通过逐级动脉分支到达毛细血管，流经全身（包括心肺）进行物质交换，把氧气和营养物质运送到全身各部位的组织器官，同时将组织器官代谢过程中产生的废物和二氧化碳吸收到血液中，成为静脉血，最后由上、下腔静脉和冠状静脉把静脉血液带回右心房。从左心室到右心房这一血液运行途径，称为大循环，也叫体循环。

心脏是一个泵血的动力器官，就像抽水的泵一样，每时每刻都在不停地收缩泵血，是保证血液不断循环的动力源泉。通过心脏有节奏的收缩和舒张，推动血液在血管系统中不停地流动，从而维持人体正常的生命活动。心脏的每一次收缩舒张就是我们能够看到或者感知的一次跳动，用听诊器或者把耳朵直接贴在胸部的左侧部位，可以直接听到心脏的跳动声音。正当人体活动量增加时，它泵出较多的血液以满足人体生命活动的需要；当人体处于安静状态时，则泵出较少的血液。如果心脏停止了跳动，血液循环就要终止，生命就会结束。可见心脏在维持人体生命活动中是多么重要。

37. 血液循环对人体有什么重要作用?

血液循环的主要功能是完成体内的物质运输，一方面给机体各器官组织输送营养物质，另一方面又把组织产生的各种废物回收并通过排泄器官排除体外。血液循环一旦停止，机体各器官组织就会失去营养供应，体内代谢废物堆积，造成体内一些重要器官的结构和功能受到损害而危及生命。在身体的所有组织器官中，大脑对营养物质的缺乏或中断非常敏感，尤其是对缺氧更为敏感，只要大脑中血液循环停止几分钟，人就会丧失意识，如果停止十几分钟，就会发生永久性的脑损害。除了大脑以外，心脏对营养物质的中断也非常敏感，只是心脏营养轻度缺乏时，症状不明显，很多人察觉不到，只有在体检中发现或者心脏发生严重病变进行检查时才发现心脏受过损伤。临床上，有些病人注射药物时突然发生的血压下降，面色苍白、冷汗，四肢冰冷等速发型过敏反应，就是因为对药物过敏导致全身所有的血管扩张，血液过多地停留在全身所有的毛细血管里，流回心脏的血液减少，使血液循环停止，这就是过敏反应引起的休克，是一种非常严重的药物过敏反应，如果抢救不及时，就会导致死亡。医院给病人进行心脏外科手术时就要通过体外循环方法保持病人周身血液不停地流动。对各种原因造成的心跳骤停病人，紧急采用的心脏按压等方法也是为了代替心脏自动节律性活动以达到维持循环和促使心脏恢复节律性跳动的目的。

38. 什么是冠状动脉？心脏和冠状动脉有什么关系？

冠状动脉就是供应心脏营养的动脉血管。同其他的组织器官一样，心脏也需要充足的营养才能正常工作。营养心脏的血管是从主动脉根部发出的，分为左右两条，分别向心脏的左右两侧环绕，并发出很多细小的分支，环绕在心脏表面，就像给心脏戴上了一顶帽子，因此就把供应心脏的血管叫做冠状动脉。在冠状血管环绕的过程中，沿途分出很多细小的血管分支，深入到两侧的心房和心室，遍布心脏所有的组织细胞，保证心肌组织的营养供应。左侧冠状动脉（又叫左冠状动脉）向左心提供血液。右侧冠状动脉（也叫右冠状动脉）向右心提供血液。冠状动脉呈树枝状分布，丰富的分支末梢之间相互沟通称之为侧支循环。

39. 什么是冠心病？

冠心病就是由于供应心脏的血管出了问题所引起的心脏病变。心脏由冠状动脉供应血液，当冠状动脉发生硬化，动脉内斑块形成导致冠状动脉管腔狭窄，或在此基础上合并冠状动脉痉挛、血栓形成等，使流向心脏的血液减少，心脏供血不足，就会引起心肌缺血或梗塞坏死等一系列临床表现。最常见的是心绞痛和心肌梗塞。

近年来，我国冠心病的发病率呈逐年上升趋势。心肌梗死的年平均增长率到了 4.32％，冠心病死亡率大概每年增加 20％。

40. 冠心病有哪几种类型？

冠心病分为五种类型，一是无症状性心肌缺血，二是心绞痛，三是心肌梗死，四是心力衰竭，五是猝死。其中心绞痛和心肌梗死最多见。供应心脏的血管冠状动脉从正常到狭窄以致到完全堵塞有一个发展过程，如果冠状血管仅仅是轻度的堵塞或狭窄，供应心脏的血液减少，患者表现为心脏的供血减少，心功能减弱，患者本身没有察觉到什么不舒服的症状，即无症状性的心肌缺血；随着心脏血管狭窄的加重，心脏供血进一步减少，患者就会表现为胸闷，心前区的疼痛，即心绞痛；当供应心脏某一部位的血管分支完全堵塞，这部分心脏组织就会因为血流中断，营养缺乏而死亡，叫做心肌梗死；当大面积心肌梗死、或多发性心肌梗死，心脏不能正常泵血的时候，就可能导致患者很快死亡。

41. 冠心病有哪些常见的症状？

冠心病常见的症状有胸闷、胸痛、乏力、心悸、出汗、上腹部不适等。还有一部分患者具有冠心病典型的临床表现如胸痛和心肌梗塞。冠心病胸痛时，一般为胸骨后压迫样疼痛，也叫心绞痛。心绞痛一般为阵发性，多在体力活动、情绪激动时发作，持续几分钟至 30 分钟，经过休息或含服硝酸甘油可以缓解；心肌梗死时，一般胸痛程度比较重，持续时间较长，可持续数小时，甚至 10 余小时不缓解。

42. 冠心病最常见的表现是什么？

冠心病最常见的临床表现有心绞痛、心肌梗死和猝死。

（1）心绞痛：心绞痛是由于心肌缺血缺氧引起的一种短暂的胸痛或心前区压榨感。心肌对氧的需要取决于心脏工作负荷，即心脏跳动的速度和强度。体力活动和情绪激动时，心脏工作负荷增加，因此心脏对氧的需求增加。有动脉狭窄或阻塞时，流向心肌的血液不能相应增加以满足心肌的需要，从而导致心肌缺血，出现胸痛。因此，心绞痛往往以劳累、激动、饱餐为诱因突然发作，疼痛部位多在胸部正中，有压迫、灼热或挤压感，甚至是一种濒临死亡的窒息感，有的可放散到左肩、背部及左上臂内侧。疼痛持续时间短，3～5 分钟消失，最长不超过 20 分钟。

（2）心肌梗塞：持续而不能缓解的胸痛。

（3）猝死：突然的心跳停止而死亡。

43. 心绞痛的发生有哪些特点？

（1）具有诱发因素：心绞痛的疼痛一般发生在有诱发因素出现的过程当中，而不是事后。心绞痛常见的诱发因素有过度劳累、情绪激动（焦急、生气）、寒冷刺激、过度紧张、过度饮食等。

（2）疼痛部位：疼痛多位于胸骨后素，手掌大小，界限不太清楚，每次发作时部位相对固定，也可以有其他部位疼痛，如上腹部不适，气管或喉部压迫或堵塞感。上肢、肩背部及左臂等。

(3) 疼痛性质：多为压迫感，发闷、紧缩、堵塞或灼烧感，疼痛一般不尖锐，轻者仅为局部沉重感，但很难受，重者可有面色苍白，冷汗及濒死感。发作时病人常被迫停止原来的活动，以手按抚胸部，直至症状缓解。

(4) 疼痛持续时间：疼痛常逐渐加重，持续3～5分钟而逐渐消失，很少超过15分钟。疼痛可一天内发作多次，一般多为几天或几星期发作一次。

(5) 缓解方式：心绞痛在某种诱因下发作，安静休息或去除有关诱因后即很快好转，舌下含服硝酸甘油效果明显，常在1～2分钟内缓解。

44. 为什么要特别注意症状不典型的冠心病？

约70%的冠心病患者心绞痛发作时症状比较典型，在症状出现后及时到医院接受心电图等相应检查，有可能使疾病得到确诊。但是，有很多冠心病甚至心肌梗塞患者，症状不典型，平时没有任何不适的感觉，只有在劳累过度、运动或情绪紧张时出现胸痛或胸部紧缩感、压迫感，休息一下，症状就会自然消失；还有一些患者只感觉到胸闷、乏力、心慌、出汗、上腹部不适、肩背部僵硬不舒服等症状。这些症状常常被患者忽视，从而失去了早期诊断冠心病的宝贵机会。未被诊断出的冠心病由于没有及时控制治疗，当患者遇到典型诱发因素存在时，很可能导致严重的心肌梗塞甚至猝死，对生命造成严重危害。因此症状不典型的患者要及时到医院进行冠心病方面的相关检查，防止漏诊或误诊。

45. 心肌梗塞时有哪些常见症状？

心肌梗塞时常见的症状有疼痛、胃肠道反应、发烧、心跳加快、心跳不规律等各种症状，疼痛的持续时间比心绞痛长，分别介绍如下：

（1）疼痛：疼痛是心肌梗塞发生时最先出现的症状，疼痛的部位、性质和放射区域与心绞痛相似，但疼痛更持久更剧烈，可达几个小时至数天，休息及口含硝酸甘油无效。

（2）胃肠道症状：心肌梗塞发生时可伴有恶心、呕吐、上腹胀痛、肠胀气等症状。

（3）全身症状：可有发热、心动过速、血白细胞增高及血沉增快等。体温一般在 38℃左右，很少超过 39℃，持续约 1 周左右。

（4）心律失常：心脏跳动不规律，患者自我感觉有心悸、乏力、头晕等症状，严重者可出现昏厥。

（5）低血压和休克：几乎所有病人均有不同程度的血压下降，原有高血压者，血压可降至正常，但这并不是休克。休克时的表现为：血压（收缩压）

低于80毫米汞柱，且有烦躁不安、面色苍白、皮肤湿冷、脉搏快而细、尿量减少、神志迟钝甚至出现昏迷。

（6）心力衰竭：约占1/3，表现为呼吸困难、咳嗽、紫绀、烦躁等。

46. 冠心病患者在生活中应该注意哪些问题？

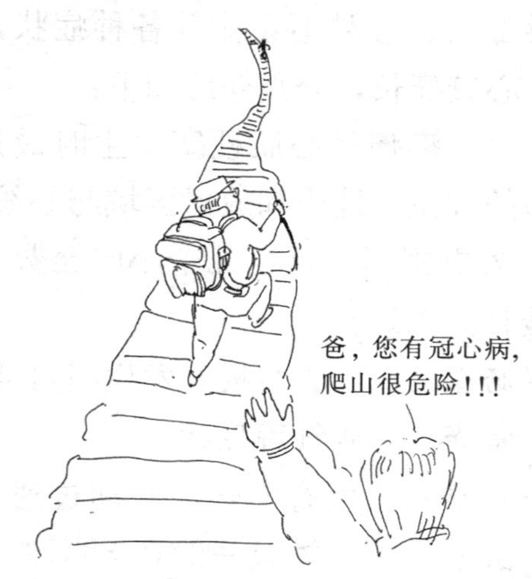

（1）合理饮食：冠心病患者应低盐、低脂饮食，而且不要吃得过饱，饭后应休息30～60分钟后再进行活动。

（2）适度运动：冠心病患者不稳定时期（如急性心肌梗死、不稳定心绞痛）应减少活动，注意休息，经治疗症状好转，尤其是介入治疗或搭桥治疗好转后，应加强运动，做到能够耐受，不出现症状即可，一般以散步或慢跑为宜，但不宜剧烈运动，如登山等。

（3）戒烟限酒：吸烟是冠心病的主要危险因素，因此冠心病患者应下决心戒烟。冠心病患者可以少量饮酒，但不可酗酒，一般以饮少量红酒为宜。

（4）监测血脂：高脂血症也是冠心病的主要危险因素。冠心病患者胆固醇、低密度脂蛋白、高密度脂蛋白水平极其重要。目前强调冠心病患者强化降脂治疗，即胆固醇、低密度脂蛋白应低于正常范围，也就是说，冠心病患者低密度脂蛋白应小于1.9毫摩尔/升。

（5）控制血压：冠心病患者血压应控制在130/80毫米汞柱以下。

（6）情绪稳定：精神紧张、情绪激动、烦恼、愤怒、环境的恶性刺激等都可以引发或加重冠心病。

47. 诊断冠心病的常见方法有哪些？

诊断冠心病有许多方法，如心电图检查、运动试验、核素心肌扫描、心脏血管CT、冠状动脉造影等。常见方法如下：

（1）心电图因为操作简单，价格便宜，结果快，没有创伤而成为医院里应用最为广泛的诊断方法，但有些冠心病患者的心电图在心绞痛不发作时可能显示正常，所以患者不能把心电图作为诊断的充分依据。

（2）心脏血管 CT 是通过静脉注入造影剂，在 X 线下成像后，观察冠状动脉的病变情况，能够比较明确地反映冠状动脉病变的位置、程度、范围和数量。但受心率和血管钙化程度的影响，影响结果判定。

（3）冠状动脉造影是目前可以明确诊断冠心病并明确病变位置的诊断方法，可以为进一步制定“有的放矢”治疗方案提供重要依据。被称为冠心病诊断的“金标准”。冠状动脉造影是冠心病最重要的微创诊断方法，这种方法在临床应用已经有 40 多年历史，它是通过皮肤穿刺血管（股动脉或桡动脉）插入一根细小导管，在 X 线透视引导下，将导管送至冠状动脉开口处，然后注入造影剂，在 X 线下形成图像后，冠状动脉的病变情况就可一目了然，能较明确地反映冠状动脉狭窄病变的位置、程度、范围和数量。

（4）冠状动脉造影检查对患者的创伤小，痛苦少，多数患者在不知不觉中就可以完成实验操作，没有明显的不适感。在国内很多大型的心脏疾病治疗中心，冠脉造影已经成为一种常规的治疗方法。冠脉造影检查的风险极低。

48. 怀疑冠心病患者应如何作心电图检查?

有胸痛、胸闷发作或其他胸部不适等可疑症状后，应尽快去医院检查，最好发作当时立即到较近的医院作心电图检查。因为发作当时心电图最有意义，如果当时心电图正常，冠心病的可能性不大，当时心电图不正常，就可能是冠心病，应该进一步检查。如果发作当时没有做心电图，即使心电图正常，也不能除外冠心病。因此，心电图检查对诊断冠心病很重要，尤其发作当时的心电图与发作过后的心电图比较观察对于诊断冠心病更加重要。所以，怀疑冠心病的患者要多做心电图。心电图是一种安全、方便、快速的检查，价格便宜，对患者没有任何创伤和损害。

49. 冠心病患者心电图有哪些表现?

大多数冠心病患者平时心电图检查正常，心绞痛发作时心电图表现出心肌缺血，发作过后心电图又恢复正常，这种动态变化对于冠心病的诊断意义更大。有些慢性冠心病患者，平时心电图就不正常。而冠心病急性心肌梗死时，心电图有特异性改变，即使心肌梗死治好了，心电图一般也长期表现为不正常。

50. 除心电图外，诊断冠心病还应做哪些检查？

确诊冠心病靠冠状动脉造影或冠状动脉的CT检查。如果患者症状典型，心电图有心肌缺血的表现，患者应该做冠状动脉造影或冠状动脉CT检查来进一步明确诊断，并明确冠状动脉病变的程度，以确定治疗方案；如果心电图没有明确心肌缺血的表现，可以进一步做动态心电图（Holter）、超声心动图、运动平板试验、心肌核素检查、冠状动脉造影或冠状动脉CT等项目检查，但确诊冠心病靠冠状动脉造影或冠状动脉的CT检查。

51. 突然胸痛或胸闷发作时病人自己应采取哪些措施？

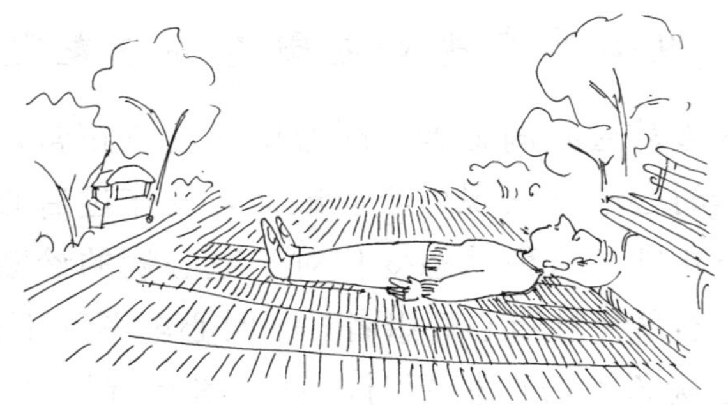

病人在医院外突然胸痛或胸闷发作时，应立刻就地休息，坐下或躺下休息2～3分钟仍不能缓解

者，立即含服急救药物，如速效救心丸、硝酸甘油等，并拨打120电话求救。

52. 冠心病患者应如何药物治疗？

确诊冠心病后，应采用药物治疗，冠心病不稳定时期，如急性心肌梗死、不稳定心绞痛等，应住院治疗，应用硝酸甘油静脉输液、肝素或低分子肝素抗凝治疗及阿司匹林、波力维、β受体阻滞剂、ACEI或ARB类药物、钙离子拮抗剂、他丁类调脂药等治疗；如为稳定性冠心病患者，不需静脉输液及肝素抗凝治疗，只需其他药物口服治疗即可。

53. 除药物治疗外，冠心病还有哪些治疗？

冠心病患者如果药物治疗仍不能控制症状，或冠脉严重狭窄甚至闭塞患者，除药物治疗外，还可采取PTCA＋STENT（支架）治疗或冠脉搭桥治疗。

54. 什么是冠脉造影？

冠脉造影是对供应心脏的血管即冠状动脉的管腔是否狭窄的一种显影检查技术。一般经股动脉或桡动脉穿刺，将造影管沿动脉慢慢送达到冠状动脉的开口处，然后打入造影剂，使冠状动脉显影，可以明确冠状动脉有无狭窄及闭塞，是冠心病诊断的金标准，一般需要住院检查。

55. 什么是冠脉CT?

冠脉CT就是冠状动脉强化CT扫描，需要经静脉注射造影剂，使冠状动脉显影，也可以大致明确冠脉有无病变，确诊冠心病的可靠性为80%～90%，门诊就可以检查。

56. 什么是冠脉支架治疗?

冠脉狭窄＞70%的病变，可以采用PTCA＋支架治疗，即经皮冠状动脉成形术及支架术。操作方法同冠脉造影，冠状动脉显影后，将导管沿动脉进入冠状动脉，再沿导管进入导丝、球囊，到达冠脉狭窄部位，打开球囊，加压扩张，使狭窄解除，然后退出球囊。为了防止血管的弹性回缩，沿导管把支架放入冠状动脉的狭窄部位，打开支架，使冠状动脉狭窄彻底解除。

57. 什么是冠脉搭桥治疗?

冠状动脉多个血管分支病变、弥散病变或左主干病变，不适合做支架治疗，可以选择冠脉搭桥治疗。搭桥治疗属于外科手术治疗，需要开胸心脏手术，将病人自身下肢静脉及胸部内乳动脉取下一段，连接在冠状动脉，使血液绕过冠脉狭窄部分，供应心脏，以解除冠脉狭窄。

58. 冠心病可以治愈吗？

冠心病很难根治，即使经过冠脉介入治疗或搭桥治疗，也只能暂时解除冠脉狭窄，如不坚持服药，冠脉病变会继续加重，支架内会再次狭窄或冠脉其他部位出现新的病变。当然药物治疗的目的也只是缓解症状，控制或减少冠脉病变的进展，不能根治冠心病。

59. 冠心病是否需要长期药物治疗？

由于冠心病不能根治，所以冠心病患者需要长期药物治疗，即使是做了支架和搭桥治疗，也需要长期药物维持。

60. 冠心病长期服药需要注意哪些问题？

冠心病患者长期服药应按照医生嘱托，正规服药，不要自己随便买药或更改治疗药物。应尽量选择一天一次，服用方便的药物，以提高用药依从性。同时要注意药物副作用，出现不良反应时，应去医院就诊，请医生调整用药方案。

61. 冠心病药物治疗常见副作用有哪些？

阿司匹林、波力维可以引起白细胞、血小板减少，严重者引起出血，如牙龈出血，鼻出血，皮肤淤斑，甚至内脏出血，如胃出血，脑出血等；他丁类调脂药可以引起转氨酶升高，一般减量或服用保肝药物可以恢复，极少部分引起肌纤维溶解，表现为肌肉疼痛，肌酶升高，甚至肾功能衰竭；硝酸甘油、欣康类药物可以引起头痛、头胀；β受体阻滞剂可以引起心动过缓、哮喘等；ACEI类药物可以引起咳嗽。

62. 冠心病介入治疗后需要注意哪些问题？

冠心病介入治疗后需要心内科门诊定期复查心电图。由于介入治疗后服用阿司匹林和波力维，可能会影响白细胞和血小板，因此，介入治疗后应定期复查血常规（一般每月一次），观察血象变化；并定期复查血生化（3～6月），观察肝、肾功能变化，了解有无药物副作用产生，并了解血糖、血脂是否控制达标。同时，患者应注意自身症状有无变化，如新出现的胸痛、胸闷，或胸痛、胸闷加重，或出血倾向，如刷牙出血、鼻出血、皮肤淤斑等，或胃部不适，如烧心、返酸、黑便等。如有上述问题，应随时就诊。

63. 冠心病搭桥治疗后应注意什么？

冠心病患者冠脉搭桥治疗后，前几个月应在心外科门诊复查，检查伤口愈合情况，并复查血常规、心电图及血生化等。

64. 冠心病患者饮食应注意什么？

冠心病患者应低盐、低脂饮食，不要吃得过饱，饭后应该休息 30～60 分钟后再进行活动。

65. 冠心病患者应如何运动？

冠心病患者不稳定时期（如急性心肌梗死、不稳定心绞痛）应减少活动，多休息；经治疗症状好转，尤其是介入治疗或搭桥治疗好转后，应加强运动，一般以散步或慢跑为宜，不适合剧烈运动，如登山等。

66. 冠心病患者是否需要戒烟、限酒？

吸烟是冠心病的主要危险因素，因此冠心病患者应下决心戒烟。冠心病患者可以少量饮酒，但不可酗酒，一般以饮少量红酒为宜。

67. 冠心病患者血脂应在什么水平?

高脂血症也是冠心病的主要危险因素。血脂主要包括甘油三酯和胆固醇，其中胆固醇是引起冠状动脉粥样硬化、管腔狭窄的主要罪魁祸首，而低密度脂蛋白升高，高密度脂蛋白降低又是动脉硬化的主要原因，因此冠心病患者胆固醇、低密度脂蛋白、高密度脂蛋白水平极其重要。目前强调冠心病患者强化降脂治疗，即胆固醇、低密度脂蛋白应低于正常范围，也就是说，冠心病患者低密度脂蛋白应小于 1.9 毫摩尔/升。

68. 冠心病合并糖尿病患者血糖应如何控制?

糖尿病是冠心病的危险合并症，高血糖、糖耐量异常也是导致动脉硬化的罪魁祸首，因此改善糖耐量、血糖达标是减慢冠脉硬化进程的关键。所以，合并冠心病的糖尿病，降糖治疗应选用能够改善糖耐量的药物，如二甲双胍、拜糖平、文迪亚等，如降糖效果不好可以合用胰岛素及其他口服降糖药。

69. 冠心病的患者家里应常备哪些药物?

冠心病患者家里及患者身边应该备有硝酸甘油、

速效救心丸、麝香保心丸等救急药物。其中硝酸甘油为片剂，每次舌下含服 1 片，大约几分钟含化，数分钟起效，若 20 分钟症状仍无好转，可以再次含服一片。速效救心丸和麝香保心丸为中药类滴丸，速效救心丸每次含服 5～10 粒，麝香保心丸含服2～4 粒，约 10～20 分钟起效，若无效同样可以再次含服一次。上述救急药物不能完全缓解症状时，需要立即去医院就诊或拨打 120 救急电话。怀疑或确诊冠心病的患者家中或身边应常备硝酸甘油、速效救心丸等急救药物。速效救心丸可以平时作为保健药物服用，7～10 天一个疗程。

70. 冠心病的治疗方法有哪些？

目前冠心病的治疗方法包括以下几个方面：

（1）药物治疗：是冠心病的基础疗法，药物治疗可以缓解心绞痛的症状和稳定病情，某些药物也可以延缓或减轻冠状动脉硬化的发展进程。

（2）外科搭桥手术：在开胸的情况下，用患者自己的一段静脉或动脉血管连接发生在狭窄或闭塞的冠状动脉的两端，以建立一条可以恢复冠状动脉血流通过的旁路。这种技术是开展最早，现在被广泛采用的外科治疗方法。

（3）介入治疗：是目前治疗冠心病的一种最常用、最有前途的方法，其突出优点是低创伤、低风险、高疗效。

71. 冠心病的危险因素有哪些?

冠心病的发生取决于冠状动脉的血流量和心脏对血液的需要两个方面。能够减少冠状动脉血流量的因素包括各种直接或者间接引起冠脉管腔狭窄或阻塞的病变，引起心脏对血液需要量增加的因素包括情绪激动、运动量增加等。这些因素都是导致冠心病发生的危险因素。熟悉能够引起冠心病的危险因素，患者可以根据自己的实际情况有目的进行检查、监测和预防、治疗。下面是引起冠心病的常见危险因素：①血脂代谢异常，如高血脂；②高血压；③糖尿病；④吸烟、饮酒；⑤冠心病家族史；⑥年龄、性别；⑦肥胖和超重；⑧缺乏体力活动；⑨不良饮食习惯，如喜欢高盐、高脂类饮食；⑩高尿酸血症。

前三者是冠心病最重要的危险因素，且高血脂在冠心病的防治中更为重要。

72. 如何知道自己是否有患冠心病的危险?

在您的生活中有一些情况可增加患冠心病的危险。而这些因素叫做“危险因素”。您的危险因素越多，患冠心病的危险性越高。利用以下快速测试，找出自己的危险因素，有助于冠心病的早期防治。

在以下的问题中有两个或两个以上“是”的答案，那么您的危险就增加了。

（1）您是一位45岁以上的男性？

（2）您是一位55岁以上或绝经后的女性？

（3）您的父亲或兄弟在55岁之前死于冠心病、您的母亲或姊妹在65岁之前死于冠心病？

（4）您的低密度胆固醇水平过高吗？

（5）您有高血压或正在治疗高血压吗？

（6）您吸烟吗？

（7）您有糖尿病吗？

（8）您的高密度胆固醇水平偏低吗？

（9）您有肥胖或体重超重吗？

73. 什么是糖尿病？

糖尿病是体内糖代谢紊乱造成的一种全身慢性进行性疾病。人体腹部有一个称为胰腺的脏器，可以分泌各种消化酶帮助消化肠道中的各种营养物质，分泌胰岛素等。胰岛素是由胰腺中的胰岛β细胞分泌的，如果胰腺中的胰岛β细胞功能异常，不能正常分泌胰岛素，导致胰岛素分泌的相对或绝对不足，引起体内糖、脂肪、蛋白质的代谢紊乱，使肝糖原和肌糖原不能合成，出现了血糖、尿糖的升高及糖耐量降低，典型临床表现为多饮、多食、多尿、体重减轻等“三多一少”症状，称之为糖尿病。

中医称糖尿病为消渴症。其中“三多”称为“三消”，即“多饮为上消，多食为中消，多尿为下消”。肺、胃、肾之损伤是消渴病的病位基础，水液代谢紊乱是消渴病的物质基础。

糖尿病的病程长，如果控制不好，容易出现全身神经、微血管、大血管病的并发症，是危害人体比较严重的内分泌—代谢疾病。

74. 如何诊断糖尿病？

一般情况下，当出现明显的口渴、喝水多、尿多等糖尿病症状时，就要考虑患有糖尿病的可能性，这时应该到医院抽血作血糖的检查。糖尿病的诊断标准有三条，一是本人有糖尿病的症状，抽血化验血糖值大于 11.1 毫摩尔/升，可以诊断为糖尿病；二是空腹血糖＞7.0 毫摩尔/升即早上不吃饭进行抽血化验测得的血糖值；或者餐后 2 小时血糖＞11.1 毫摩尔/升，可以诊断为糖尿病。这里的餐后 2 小时，是以进餐 2 两馒头为标准的，因为进餐的多少也会影响血糖的高低；三是 OGTT 试验

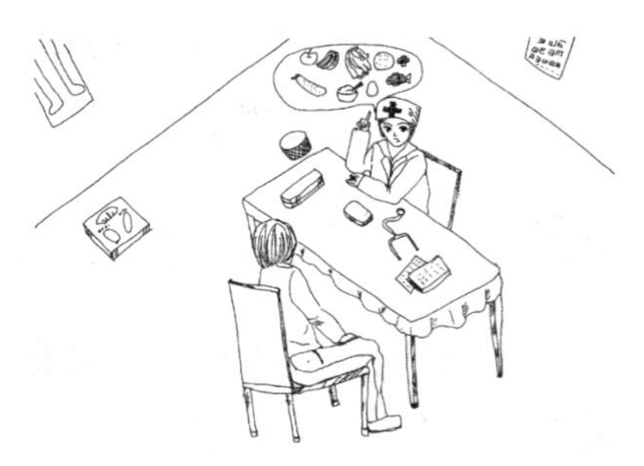

中，2hPG 水平≥11.1 毫摩尔/升可以诊断为糖尿病。到医院进行糖尿病的确诊检查时，一般要求作两次血糖检查的结果，才能诊断糖尿病。

75. 糖尿病的主要症状是什么？

糖尿病的主要症状为：多饮、多尿、多食、消瘦，即三多一少。

（1）多尿：糖尿病病人尿量增多，排尿次数增多。每昼夜尿量达 3 000～4 000 毫升，最高达 10 000毫升以上。排尿次数也增多，有的病人白天排尿次数甚至可达 20 余次。这是因为血糖过高，在体内不能被充分利用，特别是肾小球滤出而不能完全被肾小管重吸收，以致形成渗透性利尿。血糖越高，尿量越多，排出的糖亦越多，如此恶性循环。

（2）多饮：由于多尿，导致体内水分丢失过多，发生细胞内脱水，刺激口渴中枢，产生口渴的症状，因此需要不断的喝水来补充。排尿越多，饮水自然增多，形成正比关系。

（3）多食：糖是人体从小肠吸收的主要营养物质，保证机体正常的代谢需要。糖尿病人由于体内的糖从尿中丢失过多，体内的糖不能满足人体正常的代谢需要。如每日糖丢失 500 克以上，机体处于半饥饿状态，能量缺乏引起食欲亢进，食量增加，血糖升高，尿糖增多，如此反复。

（4）消瘦：由于机体不能充分利用葡萄糖，使脂肪和蛋白质分解加速，消耗过多，导致体重下降，出现身体消瘦。

（5）乏力：由于代谢紊乱，不能正常释放能量，组织细胞失水，电解质异常，所以病人感到乏力，精神不振。

76. 胰岛素有什么作用？

胰岛素，是人体胰岛β细胞分泌的一种激素，它是维持人体正常代谢和生长不可缺少的物质。它的主要生理作用有以下几个方面：①促进葡萄糖转化为肝糖原。②促进葡萄糖进入细胞发挥作用。③抑制蛋白质、脂肪在肝脏内转化为葡萄糖。④抑制肝糖原分解，起降血糖的作用。但葡萄糖在肝、脑、肠黏膜、肾小管和红细胞等组织中，却不受胰岛素的调节，葡萄糖可以自由地透过细胞膜，作为提供能量的基本物质。

77. 什么是“胰岛素绝对不足”和“胰岛素相对不足”？

胰岛素绝对不足和胰岛素相对不足，是指胰岛β细胞在分泌胰岛素的量上，由不同程度上的差别而言。Ⅰ型糖尿病病人，其胰岛β细胞遭到严重破坏，分泌胰岛素的量明显减少，几乎测定不出，体内胰岛素水平处于绝对不足状态。Ⅱ型糖尿病病人，其胰岛β细胞损伤较轻，血浆胰岛素水平偏低或接近正常水平、甚至有时胰岛素水平高于正常，但是，分泌的时间延迟，故导致体内胰岛素水平处于相对不足状态。

78. 什么是Ⅰ型糖尿病，什么是Ⅱ型糖尿病？

Ⅰ型糖尿病：指由于胰岛β细胞破坏而导致胰岛素绝对缺乏所引起的糖尿病，但不包括那些病因明确的β细胞破坏所致的糖尿病。

Ⅱ型糖尿病：指从胰岛素抵抗为主伴胰岛素相对不足到胰岛素分泌不足为主伴胰岛素抵抗所致的各种原因的糖尿病。

79. 什么是糖耐量？

正常血糖为空腹<6.1毫摩尔/升，餐后2小时为<7.8毫摩尔/升；诊断糖尿病则为空腹≥7.0毫摩尔/升，餐后2小时≥11.1毫摩尔/升。如果血糖在两者之间则称为糖耐量异常。

80. 糖尿病能根治吗？

糖尿病是一种全身慢性进行性疾病，除少数继发性糖尿病外，原发性糖尿病是终身性疾病，目前不能根治。尤其是Ⅰ型糖尿病人，需要终身使用胰岛素替代治疗。Ⅱ型糖尿病患者，经适当的治疗后。病情可迅速得到控制。只要认真对待，精心治疗，两种类型的糖尿病患者都可以稳定病情，并与正常人一样参加体力劳动。

但是，值得注意的是，影响糖尿病的因素较多。如劳累、失眠、感染、饮食不规律、情志失调等，都可引起病情的复发和变化。因此，如不坚持治疗，症状就很快重复出现，反复性大。从这个意义上说，在目前医疗条件下，糖尿病不能根治。

81. 糖尿病的病人及其相关人员应该了解哪些知识？

对糖尿病病人及其家属以及40岁以上的肥胖者，或有糖尿病家族遗传史的人以及葡萄糖耐量减低者，妊娠期糖尿病的患者，都应多多了解与糖尿病防治有关的知识。这对提高糖尿病的防治效果有着重要的现实意义。

与糖尿病防治相关的知识包括：

（1）怎样控制饮食及饮食疗法的重要性。

（2）体育运动与糖尿病的利害关系。

（3）如何及时纠正低血糖。

（4）自我检测尿糖，自我观察病情变化；积极主动配合医生控制病情的变化，自觉防止各种并发症的发生，避免发生威胁生命或造成慢性残废，如失明、坏疽、截肢等。

82. 糖尿病会遗传吗？

多数学者认为糖尿病是一种遗传性疾病。遗传学观点表明，因调节血糖的基因组合异常，而导致发病。调查中发现，糖尿病病人的亲属比非糖尿病者发病率高得多，其父亲有糖尿病者为33%，其母亲有糖尿病者为1.96%，其兄弟姐妹有糖尿病者发病率为1.62%～5.85%，孪生子糖尿病的发病率为48%。

一般认为，隐性遗传常常是隔代或数代，糖尿病病人遗传给下一代的不是糖尿病的本身，而是遗传容易发生糖尿病的体质，即突变基因遗传，临床称之为糖尿病易感性。糖尿病易感者，对胰岛素的敏感性很差，如不注意体重的控制，过度肥胖则极容易发生糖尿病。

虽然很多学者认为糖尿病是一种遗传性疾病，但是糖尿病患者并不是将糖尿病直接遗传给下一代，而是糖尿病患者的后代具有容易患糖尿病的倾向，即糖尿病的易感性高，比其他的人更容易患糖尿病。因此对于糖尿病患者的家属更应该多了解糖尿病的防治常识，熟悉糖尿病的常见诱因，积极的进行预防保健，使自己远离糖尿病。

83. 糖尿病有哪些迹象？

口腔症状可作为发现糖尿病的常见线索。许多病人出现口干口渴，口腔黏膜瘀点、瘀斑、水肿，口内烧炽感。有的病人在舌体上可见黄斑瘤样的小结节，与糖尿病病人皮肤上的黄斑瘤一样。凡出现这些症状时，要考虑糖尿病的可能性。

临床经验提供：口腔症状常是糖尿病的先兆，相对来说比口腔外的症状可靠。一般葡萄糖耐量降低的病人，常有口干多饮，炽热感，牙龈肿痛，牙齿叩痛。有的病人还可有口唇干燥，牙龈自动出血，牙周袋形成及牙齿松动。X线检查可见牙槽骨吸收现象，多数糖尿病病人或接近其边缘的病人都有这种现象。

如果出现糖尿病迹象或症状，可以到医院抽血化验血糖，如果血糖检查正常，患者可能属于中医学中的阴阳失调，可以找中医大夫检查调理。

84. 糖尿病对人体有哪些危害？

目前，糖尿病已经成为人类健康的一大杀手，其对人体的危害仅次于癌症。其实，糖尿病本身并不可怕，可怕的是糖尿病的并发症，糖尿病带来的危害，几乎都来自它的并发症。在我国糖尿病患者中，合并高血压者多达 1 200 万人，脑卒中者 500

万人，冠心病者600万人，双目失明者45万人，尿毒症者50万人。因此患者要坚持长期治疗，树立起战胜疾病的信心和决心，克服不利于治愈糖尿病的精神因素，在医生的指导与自己的密切配合下，控制糖尿病的发展及防止并发症的发生。

85. 糖尿病常见的并发症有哪些？

常见并发症分为两大部分：急性并发症和慢性并发症。急性并发症包括糖尿病酮症酸中毒，非酮症高渗昏迷，低血糖，感染等。慢性并发症包括大血管病变和微血管病变。大血管病变又包括动脉粥样硬化、冠心病、脑血管疾病等。微血管病变包括糖尿病肾病、糖尿病视网膜病变、糖尿病周围神经病变等。

86. 糖尿病的主要死因是什么？

在中年及老年的糖尿病患者中，心血管病是主要致命死因，其中冠心病是患者的主要死因。250例糖尿病尸检材料中，有46.4％死于心血管病。在Ⅰ型患者中，主要致死原因为肾功能衰竭。在应用胰岛素及抗生素以前，糖尿病性酸中毒及感染亦是糖尿病人的主要致命原因。21例尸检中，死于感染者占42.95％。103例糖尿病尸检材料表明，糖尿病性昏迷及尿毒症为主要死因之一。

87. 糖尿病病人是否可以结婚？婚后能否怀孕？

无论那一类型的糖尿病病人，只要平时在饮食、药物、运动三方面配合得很好，糖尿病长期被控制，没有发生严重并发症者，可以结婚。但是在选择对象时，必须要找对方没有糖尿病、没有糖尿病家族史者，因为糖尿病具有遗传性。文献报道，如果男女双方都是糖尿病患者，那么他们的后代中将有5％的人可能会得糖尿病。糖尿病病人结婚后，病情控制一直理想，无心、脑、肾脏器官以及其他严重并发症者，可以怀孕。但在妊娠的前三个月非常关键，因为只有在正常血糖水平的环境中，受精卵才能生长发育，才能早期预防胎儿畸形及降低流产、早产、胎死宫内、巨大胎儿的发生率。

88. 为什么不良情绪影响糖尿病病人的康复？

当一个人患了终身性疾病时确实是很苦恼的，尤其当病人知道糖尿病将终身伴随自己时，心情是很复杂的，压力也很大，极易产生消极心理。这样的病人常不能配合医生，给临床治疗带来了困难。在临床工作中，医生发现病人的不良情绪常影响病情的康复，特别是 40～50 岁的女性病人和 60～70

岁的男性病人，情绪变化很大。这是由于更年期精神紧张或情绪波动引起交感神经兴奋，促使血糖水平升高，病情出现反复。

稳定病人的思想情绪，消除不利于糖尿病治疗的因素，帮助病人树立起战胜疾病的信心，是治疗糖尿病中不可忽视的问题。

89. 糖尿病急性并发症及慢性病变有哪些？

近年来，糖尿病的治疗有了新进展，失明、截肢、心肌梗塞、肾功能衰竭、神经组织损害、中风等并发症明显减少。

糖尿病急性并发症有：各种感染、糖尿病酮症酸中毒及昏迷、低血糖及昏迷、乳酸酸中毒、非酮症高渗性糖尿病昏迷等。

糖尿病慢性病变有：糖尿病并发冠心病、糖尿病性肾病、糖尿病性神经病变、糖尿病性脑病、糖尿病性视网膜病变、糖尿病性白内障、糖尿病性骨关节病、糖尿病性口腔疾病、糖尿病足、糖尿病下肢血管病、糖尿病脂肪肝、糖尿病肠病、糖尿病阳痿等。这些慢性病变与糖尿病的轻重程度似无明显关系。有些轻型及无症状的糖尿病病人可在典型糖尿病症状出现前，首先出现血管病变或神经病变，其发病率与病程长短、开始治疗迟早、治疗效果的好坏似有密切关系。

90. 什么叫低血糖？低血糖的病因有哪些？怎样预防？

各种原因使血糖浓度下降至 2.8 毫摩尔/升以下，称为低血糖。由于低血糖引起的心悸、多汗、手抖、烦躁、抽搐以至昏迷等一系列的临床症候群，称为低血糖症。

（1）低血糖发生的病因：①胰岛 β 细胞瘤、胰腺癌、胰岛细胞肥大与增生、胰外肿瘤等，因胰岛素分泌过多而引起低血糖反应。正常人的胰岛组织 1 克仅分泌胰岛素 2 单位，而肿瘤组织 1 克所分泌的胰岛素高达 80 单位。②由于迷走神经过度兴奋，刺激胰岛 β 细胞分泌过多，引起植物神经功能失调，发生低血糖。③严重的肝脏疾病，使肝糖原合成减少或分解障碍，当血糖降低时又不能及时补偿，而出现了低血糖反应。④脑垂体机能减退，抑制生长激素释放，糖异生能力下降，血糖减少，形成低血糖。⑤长期进食不足或过度消耗，如神经性厌食、慢性吸收不良、慢性腹泻、肾性糖尿等，促使血糖下降。⑥胰岛素受体抗体在某种情况下，表现出胰岛素样作用，当空腹时引起低血糖发作。⑦ 由于进餐后胰岛素分泌延迟，使血糖升高，但在食后 3～5 小时期间，胰岛素分泌达高峰，于是可突然出现低血糖反应。⑧由于胰岛素及降血糖药物用量过大，造成了医源性低血糖。

（2）预防低血糖的措施：①按时进餐，灵活运用缓冲饮食。如预防性的少量饮食：即可防止低血糖的发生。缓冲饮食的数量及加餐时间，因人因时而异，需要病人自己摸索，一般应在可能发生低血糖的半小时前进食主食 12.5～50 克；晚上睡前加餐特别重要。可以根据尿糖量的多少增减加餐，如尿糖量多，可用少量豆制品或蛋类食物代替粮食。②胰岛素用量大者，一定要按时进餐，特别是午餐，若早饭前注射混合胰岛素，除按时进餐外，晚上睡前必要时要加餐。③及时调整胰岛素的剂量。若能提前知道当天某顿饭后体力活动比平时增多，应把该顿饭前胰岛素的剂量减少 4～12 单位。如事先不知道，可在活动时临时加餐。每天的体力活动要有规律，这不仅对糖尿病的恢复有益处，而且也能避免低血糖的发生。④住院病人情况好转出院后，活动量应逐渐增加，这时常需要将胰岛素用量减少4～12 单位。⑤在胰岛素作用最强及劳动强度增加时，应适当加餐。

91. 在什么情况下易出现低血糖昏迷？

大脑是人的高级中枢，当病人血糖快速下降时，大脑功能受到抑制，出现意识障碍或逐渐进入昏迷状态。血糖降低时，首当其冲的是大脑皮质受到抑制，出现意识模糊，定向力与识别能力丧失，精神失常，言语不清；当大脑皮质下受抑制时，会出现躁动不安，心动过速，瞳孔散大；当中脑受到累及时，出现阵发性惊厥，并迅速进入严重昏迷阶段，各种反射消失，血压下降，常不能逆转。当病人低血糖持续时间过长时，则很快进入低血糖昏迷状态。

92. 为什么病人低血糖昏迷 6 小时后就会死亡？

人的脑细胞对缺血缺氧十分敏感，脑组织摄取葡萄糖总能量是整体需求量的一半。当病人低血糖昏迷 6 小时后，出现了脑功能障碍，脑血液循环不通畅，使脑组织严重缺血缺氧，最终导致不可逆的脑细胞损害及不可逆的大脑功能丧失，最后死亡。即使病人存活，也会遗留各种脑病后遗症。可见，低血糖昏迷的时间越久，后果越严重。因此早期防治低血糖极为重要。

93. 怎样预防老年性糖尿病低血糖发生？

糖尿病病人在日常治疗过程中，如果饮食控制过渡和药物治疗不当时，会导致低血糖发生。老年性糖尿病病人对低血糖的反应不如其他年龄患者敏感，因此，预防老年性糖尿病低血糖发生是很重要的。主要预防措施如下：①老年性糖尿病患者控制碳水化合物要适当，不要过分限制。②合并急性胃肠炎时，应减少糖尿病药物剂量，及时检查血糖、尿糖。③晚间加服降血糖药物时须特别慎重，因低血糖反应多在夜间或凌晨空腹时发生。④对老年性糖尿病的治疗，应首先采取饮食控制或口服降血糖药，尽量不用胰岛素。⑤对肝肾功能不全者，应注意到降血糖药可在体内积蓄的作用，预防低血糖的发生。⑥需用β-阻滞剂时，最好选用β_1-阻滞剂如美多心安，不要用副作用较多的心得安，以免增加低血糖发生的危险。⑦老年性糖尿病的血糖指标可适当放宽，24 小时尿糖定量 10～20 克，餐后 2 小时血糖 180 毫克%，以防止低血糖发生。

94. 什么叫苏木杰氏反应？

由于过度饥饿，或降糖药物使用不当等因素，而发生低血糖，并在低血糖之后出现高血糖反应，严重低血糖导致反应性高血糖，可持续数日之久，这种现象称为苏木杰氏反应。

苏木杰氏反应，临床多见于胰岛素用量不当所造成。如有一位 35 岁的男性病人，属Ⅰ型糖尿病。一天中午，病人由于体力劳动时间延长，劳累后饮食明显减少，胰岛素用量未变。当胰岛素注射后，血糖下降迅速，很快出现心悸、多汗、手抖、头晕、烦躁等症状，当医生发现时，病人血糖546毫克%。这种由于胰岛素过量引起的低血糖现象，并在低血糖后，随之出现反应性高血糖，即苏木杰氏反应。

95. 为什么糖尿病病人容易感染？

糖尿病病人容易感染是糖尿病学中不容忽视的重要问题。可以从以下三个方面来分析：

(1) 高血糖为糖尿病的重要指征，是感染的发病根源。由于血糖浓度高，抑制了白细胞的吞噬作用，降低了机体抗感染的能力。正常人体的皮肤及与外界相通的腔道黏膜组织有大量的细菌存在，属于人体的正常菌群，如皮肤的念珠菌、大肠杆菌、肺炎球菌及其他革兰氏阴性杆菌等，正常情况下对人体不致病，但是这些细菌在高浓度的葡萄糖组织中极易生长，加之机体的抗感染能力降低。因此，肺炎、皮肤感染、泌尿系感染在糖尿病患者中极为常见。

(2) 由于糖尿病病人体内代谢紊乱，免疫细胞功能受到抑制，患者抗病能力显著下降，尤其在酮症酸中毒时，白细胞动员受到抑制，白细胞功能受到损害，吞噬能力减弱，炎症反应性明显下降，抗体生成也降低，故酮症酸中毒的病人应该给予抗感染治疗。

(3) 糖尿病容易发生血管病变，引起局部血流障碍，导致免疫分子如抗体分布减少，白细胞吞噬功能降低，导致病变组织容易发生感染。又由于血流量下降，组织缺血缺氧，有利于厌氧菌的生长，可发生组织变性和坏疽，这种现象多见于糖尿病足、糖尿病下肢血管病变。

96. 泌尿系感染是糖尿病的并发症吗？应该注意什么？

糖尿病并发泌尿系感染，临床上并不少见。尤其女性糖尿病病人，由于尿道较短、妊娠及导尿等，感染机会比男性多。女性感染率约为19%，男性为2%。为了防止发生泌尿系感染，应尽量避免导尿，在日常生活中，注意清洗外阴部，勤换内裤，保持外阴部清洁。老年妇女因为行动不方便，手脚不灵活，大便后，经常由后向前擦拭肛门，造成泌尿道的感染，因此老年妇女要养成良好的卫生习惯，经常清洗肛门和外阴部，由于女性肛门与外阴部的距离较近，在清洗肛门和外阴时，不要使用一个盆子，应该专备一个盆子清洗肛门用，这样可以更好预防泌尿系感染。糖尿病并发泌尿系感染时，在治疗上与一般泌尿系感染相同。如有肾功能不全者，应避免使用对肾脏有毒性的抗生素，经肾脏排泄的抗生素应酌情减少用量。值得注意的是，急性肾乳头坏死是一种严重而死亡率高的感染，常导致败血症。

临床表现有发热、寒战、血尿、肾绞痛，以及迅速发生氮质血症。当糖尿病病人患有泌尿系感染而肾功能急速恶化时，应警惕本病的可能。

97. 什么是酮症酸中毒？

酮症酸中毒是糖尿病的一种严重的急性并发症。如救治不及时，常可危及生命，导致死亡。

酮症的发生是由于体内严重缺乏胰岛素及感染、创伤等原因诱发，故必然会引起体内的代谢紊乱。首先是血糖的明显升高（因葡萄糖不能被充分利用导致血糖升高），甚者可达 500 毫克%以上。此外，由于体内抗胰岛素物质如胰高血糖素、生长激素及皮质激素等可促使脂肪分解加速，脂肪酸增多，而产生大量的酮体，又由于胰岛素绝对不足，酮体不能被人体组织代谢和利用，这样就产生了酮症。酮症包括高酮体血症和酮尿症。

酮体是酸性物质，若酸性物质在体内继续积蓄，就会发生酮症酸中毒；出现多尿、多饮、烦渴、脱水、呼吸代偿性加深加快、呼气带酮体气味（烂苹果味）、血压下降、休克、昏迷等一系列症状，甚至死亡。

98. 糖尿病酮症酸中毒的诱因是什么？哪些因素影响其预后？

糖尿病酮症酸中毒常诱发于感染、手术、创伤、妊娠及分娩、胰岛素用药中断或减量、饮食不当等因素。这些诱因能使糖尿病症状加剧，逐步或迅速发生酮症酸中毒。

影响糖尿病酮症酸中毒预后的因素有：①老年患者死亡率高；②昏迷时间长的患者预后差；③血糖、尿素氮、血浆渗透压高者死亡率高；④严重低血压者死亡率高；⑤伴有其他严重疾病者，如心肌梗塞、脑血栓及其他动脉栓塞等。

99. 酮症酸中毒有哪些临床表现？

（1）轻度：严重口渴，尿糖增多，食欲不振，头晕头痛，心烦嗜睡，全身疼痛。有的病人酮体时呈阳性。

（2）较重：口中呼出烂苹果气味，皮肤干燥，缺乏弹性，心悸乏力。严重者，出现低血压，呼吸困难，甚至昏迷。

值得注意的是：有些药物可引起尿酮体阳性。而当肾功能不全酮体排除困难时，尿中酮体是阴性，血中酮体就会升高。

100. 什么是非酮症高渗性糖尿病昏迷？

非酮症高渗性糖尿病昏迷好发年龄为 50～70 岁。临床特点：高血糖、昏迷、血浆高渗透压、脱水。血酮体正常或轻度增高，尿酮体阴性或弱阳性。早期表现为：精神烦躁，食欲不振，头晕乏力，恶心呕吐。大多数病人不知道自己已得糖尿病。这些病人常因昏迷、抽搐或出现严重脱水到医院求治。急诊医生常误认为是神经科病人。经化验血糖、尿糖时，才发现血糖超过600毫克%，甚至更高，尿糖强阳性，但酮体阴性，而诊为非酮症高渗性糖尿病昏迷。其发病率比糖尿病酮症酸中毒为低，但病死率高。如不积极救治，该病患者多在，24～48小时内死亡。故早期诊断，正确救治，可降低病死率。

101. 非酮症高渗性糖尿病昏迷的诱因是什么？其治疗原则有哪些？

导致非酮症高渗性糖尿病昏迷的诱发因素很多，常见的诱因有各种感染，如肺炎、急性胃肠炎、急性胰腺炎、泌尿系感染，严重烧伤、腹膜透析、静脉高营养、尿毒症、急性心肌梗塞等疾病而诱发，也有因药物治疗不当，如利尿剂、大量皮质激素、心得安、氯丙嗪、甘露醇、降压药等诱发。这些诱因不消除，会促使糖尿病代谢紊乱加重，导致非酮症高渗性糖尿病昏迷的发生。

治疗原则：胰岛素治疗；补充低渗溶液；防止低血钾；纠正酸中毒；积极控制感染及治疗诱发疾病。

102. 什么是糖尿病性神经病变?

糖尿病性神经病变是糖尿病的慢性并发症，是糖尿病在神经系统发生的多种病变的总称。多累及周围神经系统，中枢神经系统也可受损害，但少见。当累及运动神经、颅神经、脊髓、植物神经时，可出现知觉障碍、深部反射异常等临床表现（比如膝腱及或跟腱反射的减弱及消失等）。一般由糖尿病引起的周围神经病变最为常见，常统称为糖尿病神经病变。

103. 糖尿病并发神经性病变时有哪些临床表现?

糖尿病并发神经性病变的特点为自觉症状多、出现早及较常见。

（1）远端感觉障碍：下肢比上肢重，呈对称性，这是最常见的症状之一。突出表现为两下肢麻木，伴有针刺样及烧灼样感觉异常，有时很难忍受，夜间加重。有的病人可有自发性疼痛，闪电痛或刀割样痛。检查时四肢远端有“手套型”、“袜套型”分布的感觉障碍。50％的病例可见肌肉萎缩，多发生在大腿部。

（2）远端肢体以运动障碍为主。起病急，多伴有肌无力、肌萎缩。上肢的臂丛神经、正中神经最常受累，下肢以股神经、闭孔神经、坐骨神经的损害较多见。本病常在发病后2～3个月逐渐缓解。可能与侧枝循环的建立，血供的改善有关。

（3）植物神经病变。糖尿病合并植物神经功能障碍相当常见，而且复杂多变。①约有20%的糖尿病病人有血管运动神经障碍，体位性低血压，下肢浮肿，皮肤温度低，两足发凉等症状，受寒后症状加重。②约有60%的糖尿病病人合并胃肠功能紊乱，糖尿病性腹泻和吸收不良综合征，不伴有腹痛及感染表现。有人认为，是由于影响了内脏植物神经功能所致。③糖尿病病人并发泌尿生殖系统功能障碍也相当常见。多数为无张力性膀胱，表现为病人常排尿费力，排尿不尽，尿潴留。一旦发生感染，可出现尿频、尿急、尿痛等症状。糖尿病病人常合并有阳痿、早泄、逆行性射精，可以引起不育。④糖尿病病人排汗功能常受影响，出汗异常。最常见的是两下肢及躯体下半身出汗少或不出汗，而头部及上半身多汗，尤在吃饭时面部大汗淋漓。⑤糖尿病合并骨质疏松和强直性骨质增生多见于老年性糖尿病，骨关节损伤多见于中年久病者，表现为足或踝部肿胀及灼热感，一般不伴有疼痛感。⑥神经营养性溃疡，又称穿通性溃疡。多见于受压部位如足底、足趾等，严重者可导致坏疽，甚至需截肢治疗。

（4）脑部病变。在脑血管中，缺血性脑血管病比出血性脑血管病常见。

104. 怎样防治糖尿病性神经病变？

糖尿病性神经病变的治疗，首先是要消除其病因，积极控制糖尿病。一些神经症状可以通过治疗逐步减轻、缓解，直至痊愈。

糖尿病性神经病变的治疗可以肌肉注射维生素 B_1、维生素 B_{12}、ATP 等。还可配合理疗及针灸，同时给予大剂量的维生素 B_1、维生素 B_2、维生素 B_6 和维生素 E 口服。自发性疼痛严重者，止痛药无效，可试用痛可宁、苯妥因钠。另一部分糖尿病性神经病变与血管病变有关，可用血管扩张剂，或采用中医活血化瘀的方法治疗。

预防措施：合并下肢足神经病变时，穿鞋不要太紧，应避免外伤及感染。一旦确诊为糖尿病性神经病变，应及时治疗。在糖尿病控制比较满意的情况下，糖尿病性神经病变仍然可以发生或继续发展，因此不要忽视这个问题。

105. 什么是糖尿病性大血管病变？

糖尿病性大血管病变是指主动脉、心脏的冠状动脉、脑基底动脉、肾动脉、颈动脉等动脉的粥样硬化。糖尿病病人的动脉硬化、冠心病和脑血管病变，均较非糖尿病病人高5倍。在欧美各国，70%～80%的糖尿病病人死于大血管病变，其中约有30%死于冠心病，其特点是发病早，病情重。

心血管疾病是糖尿病性大血管病变的重要组成部分，其中以心肌梗塞的死亡率最高。糖尿病肾动脉硬化导致的尿毒症，在糖尿病病人的死亡原因中，占有主要地位，可见糖尿病肾病与心血管病已成为威胁糖尿病病人的两大合并症。此外，

糖尿病并发脑血栓形成及脑动脉硬化也不少见，不一定造成死亡，但会留下后遗症。

由此可见，糖尿病性大血管病变所造成的后果是严重的。因此一定要控制糖尿病，应保持饭后血糖控制在180毫克%以下，饮食中可适当增加植物油、禽类脂肪，限制猪油、牛油、羊油等动物脂肪的摄取，这些都是预防动脉硬化的重要措施。

106. 糖尿病性心肌梗塞的预后怎样？

糖尿病性心肌梗塞预后的初步估计：住院病人初次发作后，2个月内死亡率为38%，再发的死亡率为54.7%，5年后的生存率各为37.8%和25%。而一般普通心肌梗塞的5年生存率为55%～83%，比糖尿病心肌梗塞的生存率要高。因此。糖尿病性心肌梗塞的预后是不良的。

107. 糖尿病性微血管病变的特点是什么？

糖尿病性微血管病是糖尿病特有的一种血管病变。有的表现为糖尿病性眼病，视网膜出现小血管瘤；有的表现为糖尿病性肾病，肾小球微血管发生结节性硬化；有的表现为糖尿病性神经系统病变，神经滋养血管广泛硬化。以上三种病变均为糖尿病性微血管病变。其共同特点为毛细血管基底膜增厚，并有透明样物质沉积，这是糖尿病病人在病理组织上的一种特殊性改变。如果在基底膜增厚发生前给予胰岛素治疗，可防止其发生和发展。

108. 糖尿病性肾病有哪些临床表现？

糖尿病患者因糖代谢紊乱，微血管病变发生，导致肾脏损害，即糖尿病性肾病。糖尿病性肾病常见的临床表现有：

（1）蛋白尿：糖尿病性肾病可存在多年而患者本人无自觉症状。轻型糖尿病病人，尿蛋白可为阴性或表现为间歇性的微量蛋白尿。随着糖尿病性肾病的发展，尿蛋白逐渐变为持续重度蛋白尿，肾脏损害比较严重，预后不良。

（2）浮肿：早期糖尿病性肾病患者一般没有浮肿，少数病人在血浆蛋白降低前，可有轻度浮肿；

当 24 小时尿蛋白超过 3 克时，浮肿就会出现。明显的全身浮肿，仅见于糖尿病性肾病迅速发展者。

（3）肾功能异常：从蛋白尿的出现到肾功能恶化，间隔时间变化很大，可长达 18 年。有不少病人蛋白尿多年，但肾功能一直正常。若糖尿病长期控制不当，就会出现氮质血症，肾小球损害，肾功能不全，尿毒症。

（4）贫血：有明显氮质血症的糖尿病病人，可有轻度至中度的贫血，用铁剂治疗无效。贫血为红细胞生成障碍所致，可能与长期限制蛋白饮食、氮质血症有关。

（5）高血压：高血压不是糖尿病性肾病的早期表现。在长期有蛋白尿的糖尿病患者中，高血压者较多，但严重的高血压并不多见。高血压可加重糖尿病性肾病，故有效控制高血压，是十分重要的。

（6）其他症状：一般来说，肾病越严重，其他并发症的发病率就越高，进展性糖尿病性肾病 100%合并视网膜病变。

109. 糖尿病性肾病如何诊断？

临床上诊断糖尿病性肾病的根据是有糖尿病史，尿蛋白阳性，就可以诊断糖尿病性肾病。轻症病人每天只排 1 克的蛋白，而且是间歇性的，尤其在早期，可间隔数周或几个月后才出现蛋白尿，需要引起重视。

如果糖尿病病人在无心力衰竭、泌尿系感染、酮症酸中毒的情况下，不止一次地出现蛋白尿，并能排除其他原因的肾病，又有特异的糖尿病视网膜病变者，临床上也可作出明确诊断。

糖尿病性肾病的准确诊断，要依靠肾活体组织病理切片检查，因为这种检查对肾脏有一定的创伤，一般不轻易采用。

110. 糖尿病性肾病如何防治？

长期控制糖尿病，保持正常血糖水平，促使体内三大物质代谢恢复正常，能有效地防治糖尿病合并肾病的发生。

糖尿病性肾病的治疗除饮食调节外，需药物治疗。有高血压者，可选用 ARB、ACEI 类等作用较缓和的降压药，作为首选降压减少尿蛋白。有浮肿者，必要时可给予安体舒通与苯噻二嗪类药物联合应用，效果较好。顽固浮肿者，用速尿或利尿酸钠利尿，可防止血尿素氮升高。出现严重贫血时，可小剂量输血。肾功能不全者，可按肾衰处理，必要者可作人工肾透析治疗或肾移植。

111. 糖尿病性肾病的死亡原因是什么？其预后如何？

根据各国有关统计，在糖尿病死亡原因中，糖尿病性肾病占主要地位，尿毒症是常见的死亡原因，严重持续性蛋白尿与肾病进展的程度和预后有密切关系。当病人出现糖尿病性肾病或严重蛋白尿时，即为预后不良的象征。肾组织活检发现肾小球结节性病变，肾乳头坏死及肾动脉硬化，也表示预后不良，多数病人死亡较快，平均存活时间为 1.3 年。有人认为 30 岁以下的年轻病人，一旦发生蛋白尿，可于 3～12 年内死亡；81％的持续性蛋白尿患者于 11 年后死亡。还有人认为，尿素氮超过 60 毫克％以上，多数患者在两年内死亡。

112. 糖尿病性肾病与高血压有什么关系？

糖尿病性肾病合并高血压约为 20％～80％，各家说法不一。发病早期并发高血压比较少见，一旦出现蛋白尿，高血压的合并率就会增加，特别是长期持续性蛋白尿的肾病患者比较多见。糖尿病性肾病并发高血压可能与下列因素有关：①与原有的高血压病有一定关系；②糖尿病肾实质病变的进展与高血压的形成也有相当大的关系；③糖尿病性高血压与微血管病变直接相关，高血糖造成了高灌注性毛细血管性高血压；④由于糖基化和脂肪化造成血管壁损害，使血管敏感性增加，易致糖尿病性肾病发生高血压。

临床上将糖尿病性肾病时的高血压，称为“糖尿病性高血压”。

113. 糖尿病性肾病与视网膜病变有什么关系？

糖尿病性肾病与视网膜病变被并列为糖尿病微小血管病变的代表。视网膜病变与死因并无多大关系，但对失明所造成的痛苦是不可低估的。肾病与视网膜病变有密切的关系，几乎所有肾病蛋白尿阳性的病人，视网膜都有改变。许多学者认为，视网膜病变多发生在肾病出现蛋白尿数年之前；但从肾活检结果来看，则证明肾病发生在视网膜病变之前。

临床上约有 39.8%的轻型肾病不合并视网膜病变，两者之间的发生、发展及严重性均有密切关系，肾病的严重程度与视网膜病变的严重性是一致的，这是无法否认的事实。

114. 为什么说糖尿病性视网膜病变是危险的信号？

糖尿病常可导致增殖性视网膜病变，这是一种可怕的眼部并发症。主要表现在视网膜上出现新生血管，继而引起玻璃体出血、纤维组织增殖、视网膜剥离等。

增殖性视网膜病变的发病因素与糖尿病病程冗

长、发病年龄轻，同时伴有高血压、蛋白尿、肾功能不全、血脂高有关。眼底视网膜出现一个或多个微血管瘤、渗出或出血，常出现在增殖性视网膜病变发生之前。因此眼底视网膜病变是增殖性视网膜病变的重要危险信号。

115. 糖尿病性脂肪肝如何形成？

糖尿病约50％合并脂肪肝。肝脏内的脂质代谢紊乱，脂蛋白合成障碍，胰岛素分泌不足等是糖尿病合并脂肪肝的主要发病原因。

脂肪肝多发生在胰岛素严重缺乏状态的糖尿病昏迷病例。糖尿病昏迷病人的肝脏是肥大的，有高度的脂肪浸润，脂蛋白的合成明显下降，甘油三酯释放机能也受影响，使肝脏内脂肪堆积，而形成脂肪肝。

Ⅱ型糖尿病性脂肪肝与肥胖型糖尿病有关，与糖尿病的控制程度、发病时间的长短则无任何联系。有人将肥胖、轻度糖耐量异常、高脂血症作为脂肪肝的发病原因。由于肥胖型糖尿病病人末梢组织的胰岛素活性降低，动员大量的脂肪酸进入肝脏，故而形成脂肪肝。

116. 情绪不好对糖尿病患者病情有影响吗？

不良情绪对糖尿病患者的康复有很大的影响。

悲伤、抑郁、焦虑、恐惧等不良情感容易造成病情恶化，积极、乐观的情绪以及平和的心态对于病情的控制具有很好的帮助作用。医生发现病人的不良情绪容易造成病人的病情恶化，特别是40～50岁的女性病人和60～70岁的男性病人，情绪变化很大，这样的病人常常不能配合医生，给病情控制带来了困难。

117. 糖尿病与阳痿有什么关系？

糖尿病人合并阳痿比较多见，其发病率占30％～60％。糖尿病性阳痿，多伴有膀胱神经症状，目前普遍认为是糖尿病性血管病变的末梢循环障碍，以及植物神经损害所造成的。

由于糖尿病阳痿不涉及死亡问题，目前尚未引起足够的重视，从患者本身来看，却是严重影响生活质量的实际问题。医生必须十分耐心地询问，才能正确判断病情。尤其对阳痿的发病时间、性欲程度、有无自慰能力，应与其他原因引起的阳痿加以鉴别。有的病人因被诊断为糖尿病，而发生了阳痿，这是一种暗示作用。还有的病人因疾病本身产生恐惧、忧虑而发生阳痿。更应该注意有无发生阳痿的心因性背景和神经性背景，并予以重视。

糖尿病性阳痿的治疗：一是积极控制糖尿病，维持血糖在正常水平；二是进行心理疏导，正确认识糖尿病的发生、发展和转归，消除不安、怀疑、恐惧的心理状态；三是进行糖尿病性神经病变治疗，如服用血管扩张药及各种维生素等。

118. 糖尿病对妊娠妇女有什么影响？

糖尿病妇女怀孕后，糖尿病会给孕妇带来一定的影响。主要影响有以下几个方面：①糖尿病控制不满意时，有发生酮症酸中毒的危险；②早期妊娠反应时，容易引起酮症酸中毒，常因此而发生胎儿死于宫内，甚至孕妇死亡；③糖尿病孕妇合并各种感染时，感染多较严重或易复发，常为孕妇主要的死亡原因之一；④有人认为，妊娠对糖尿病病人的眼底、肾脏等血管病变有不可逆的损害；⑤近年来，发现糖尿病孕妇的胎儿畸形发生率，较一般人高达2～3倍；⑥文献报道，糖尿病孕妇产巨大儿的发生率是一般孕妇的10倍；⑦妊娠期及分娩前24小时尿酮体阳性者，可影响婴儿智力。

因此，糖尿病孕妇在整个妊娠期间要定期作产前检查，接受内科、产科的严密观察和治疗，安全度过妊娠、分娩阶段，糖尿病孕妇的管理应列为产科工作的一项重要内容。

119. 糖尿病足是怎样发生的？其预后如何？

糖尿病足是糖尿病病人特有的临床表现。多发生在 50 岁以后，60～70 岁患者更为常见。还多见于成年肥胖型糖尿病病程较长者、血糖经常控制不佳者。

糖尿病足的发生多见于以下情况：

（1）肢体动脉硬化后，引起缺血，血流不畅，发生微血管栓塞，局部血流受阻，而导致组织缺血性坏死。

（2）由于糖尿病患者肢体血管运动减弱，抵抗力降低，某些刨伤，如不合脚的鞋挤压、局部出现胼胝、鸡眼处理不当、袜子缝线的摩擦、皮肤外伤等均可造成感染。虽然感染不是糖尿病足的唯一发生因素，却是神经病变及血管病变的继续演变。

糖尿病病人仅有中等度的血管狭窄者，可在感染的基础上发生坏疽；严重的缺血与感染，可导致患肢不可逆的损害，保留患肢的可能性很小，预后差。据文献报道：糖尿病病人因足坏疽而施行截肢手术者约占 10 %，相反，血循环正常或轻度缺血，下肢、足部的感染比较容易恢复，则预后较好；如合并神经性病变痛觉障碍而延误治疗者，可发生感染性坏疽或败血症，其预后是严重的。

120. 患糖尿病时容易并发哪些皮肤病？

糖尿病病人常见的皮肤病有：

（1）皮肤真菌感染：为糖尿病病人最容易并发的皮肤病，特别是未被控制的糖尿病病人，并发真菌感染者高达40%。此病不易治愈，也容易复发。其主要症状有间擦疹（擦烂）、阴道炎、口角炎，瘙痒难忍，以夜间显著。

（2）皮肤化脓性感染：在糖尿病中并发化脓性感染者约20%。为金黄色葡萄球菌感染。临床症状表现为疖、痈、毛囊炎、汗腺炎，甚者加重糖尿病病情，诱发酸中毒。

（3）皮肤瘙痒症：泛发性皮肤瘙痒症见于老年性糖尿病病人，其发病时间、程度、部位都不一样，女性外阴瘙痒更为多见。

（4）结缔组织代谢障碍引起的皮肤病有：糖尿病性硬化性水肿、淀粉样变性苔癣、黏液水肿性苔癣。

（5）脂肪代谢障碍引起的皮肤病有：糖尿病性黄瘤、睑黄斑瘤、胡萝卜素沉着症。

（6）血管性障碍引起的皮肤病有：糖尿病性坏疽、糖尿病性脂肪萎缩、糖尿病性皮肤潮红、紫癜、胫前方色素性斑、糖尿病性大疱、糖尿病性类脂质渐进性坏死。

（7）末梢神经障碍引起的糖尿病性无汗症。

121. 老年性糖尿病常见哪些并发症？

老年性糖尿病的并发症较多，而且病情严重。

其并发率随年龄增长而增高，随病程延长而上升．随血糖控制而降低。常见的并发症有：

（1）心肌缺血：老年性糖尿病并发缺血性心脏病时，主要为急性心肌梗塞，约占60%～85%，心力衰竭约占15%～40%，无痛性心肌梗塞约占24%～42%，休克发生率达26%，预后较差。

（2）并发脑血管疾病：常为老年性糖尿病就诊时的第一疾病，易误诊，易诱发非酮症高渗性糖尿病昏迷。

（3）非酮症高渗性糖尿病昏迷：发病率为5%～10%，死亡率为50 %以上，早期诊断能降低病死率。

（4）下肢闭塞性动脉硬化症：亦是老年性糖尿病常见的并发症，此外，糖尿病性肾病、眼病、神经炎、皮肤病等并发症也不少见。

老年性糖尿病多属轻型，一般饮食治疗可控制，必要时加服降血糖药，以及适度活动，很少需用胰岛素治疗。

122. 老年性糖尿病增多的原因是什么？

糖尿病是老年人的一种慢性病，发病者较青年人为多。在症状、体征、化验、并发症以及治疗上，与青年患者不尽相同。老年性糖尿病增多的原因有：

（1）老年性糖代谢障碍，组织利用糖减少，肝脏对胰岛素的反应减低，胰岛素分泌量减少与糖耐量减低呈正比。

（2）肥胖者增多，促进了潜在的糖尿病发生。

（3）接受治疗的糖尿病患者寿命延长。

（4）诊断率增高。老年性糖尿病约占糖尿病的40%，多数为成年期延续而来。

123. 老年性糖尿病的治疗应注意些什么？

（1）老年性糖尿病患者以口服降血糖药物治疗为宜。治疗标准可以放宽一些：允许 24 小时尿糖不要波动过大，饭后 2 小时血糖尽量控制在 180 毫克%左右，无“三多”症状，必要时可使用胰岛素治疗。

（2）由于老年人肾阈值较高，尿糖检查结果不能作为唯一判断病情控制好坏的指标。

（3）老年人对低血糖特别敏感，要防止低血糖所引起的心肌梗塞或脑血管意外。

124. 儿童糖尿病与成人糖尿病有何不同？

儿童糖尿病与成人糖尿病有以下 4 个方面的不同点：

（1）儿童糖尿病临床表现较成人糖尿病为重，早期不易发现，往往并发较严重的营养不良，并且影响小儿的生长发育。

（2）发病原因不同：小儿糖尿病的胰岛素测定值极低，胰岛素处于绝对不足状态，故易导致胰岛功能衰竭；成人糖尿病的胰岛素含量可稍低，或正常，或高于正常，特别是因多食而肥胖的病人，由于早期代偿的原因，胰岛素的含量反而增多，久之，负担过重，使胰岛细胞的功能不全而发生糖尿病。

（3）临床表现不同：小儿起病较急，消瘦和“三多”症状明显，伴有酮症酸中毒，以脆性糖尿病者居多；成人糖尿病发病缓慢，早期有肥胖症状，轻型者占 75 %以上。

（4）治疗方法不同：儿童糖尿病的治疗原则是：选用胰岛素和饮食治疗。因儿童处于生长发育阶段，故饮食控制不能太严，应随时注意酮症和酸中毒等合并症的发生。成人糖尿病轻型者，以饮食治疗为主，中度者可加服降血糖药物，重型或有并发症者，可选用胰岛素治疗。

125. 糖尿病的防治包括哪些内容？

由于糖尿病的病因及发病原理至今还没有完全阐明，因此对糖尿病的预防缺乏有效的措施。较为可行的预防措施包括：

（1）学习糖尿病的有关知识。多看与糖尿病有关的书籍、报刊、电视，多听有关糖尿病的讲座和广播，增加自己对糖尿病基本知识的了解，熟悉糖尿病常见的临床表现，学会自我监测血糖和尿糖。

（2）养成良好的饮食习惯和生活习惯：做到饮食有节、规律，不要吃的过饱，尤其是肥胖、体重超重的人，更应该减少每天的热量摄取，避免大吃大喝，吸烟喝酒等。坚持运动与锻炼，增加自己的体力活动时间和运动量，保持体形的健美，避免肥胖的发生。力求做到开朗、豁达、乐观、劳逸结合，避免过度紧张劳累。学会饮食控制及运动方法。

（3）早期发现、早期治疗糖尿病患者。

（4）在糖尿病临床症状出现之前预防及减少各种急、慢性合并症的发生。

糖尿病的治疗目的是：消除症状；使血糖恢复正常或接近正常；纠正体内代谢紊乱；使患者了解长期坚持饮食控制的重要性及其具体措施；保证儿童患者的正常生长发育；保持良好的劳动能力；积极治疗各种急、慢性合并症，以降低病残率和病死率，延长寿命。

126. 糖尿病的饮食疗法有什么作用？

饮食治疗是各种类型糖尿病的基本治疗方法。不论病情轻重或有无并发症，也不论是否应用药物治疗，均应长期坚持和严格执行饮食治疗，只有在医生指导下坚持合理的饮食治疗，才能使糖尿病得到控制，有效地预防严重威胁生命的糖尿病并发症的发生。饮食治疗的内容包括总热量、碳水化合物、蛋白质、脂肪的需要量及其比例，脂肪的种类，食谱计算及饮食调节等。

科学的饮食方法和习惯既能符合生理需要，也能改善胰岛功能，可使肥胖与年老患者，轻症与无症状的病例，达到治疗的目的。

127. 糖尿病病人为什么进纤维饮食好？

纤维素是不能被人体消化吸收的多糖。它不但能减轻饥饿感，还能刺激消化液分泌及肠道蠕动以防止便秘的发生，它更具有降低血糖与血脂的功效。曾有人将果胶 15 克加入葡萄糖 100 克，二种成分混合后做糖耐量试验，结果在半小时、1 小时、2 小时和 3 小时后验证，均分别表明比单用 100 克葡萄糖耐量试验降低了 16、22、24 和 24 毫克%的血糖。以上说明，粗食比细粮饮食好处多。因此建议适当多吃些豆类和新鲜蔬菜等含纤维素多的食物。含纤维素较多的食物主要有粗粮和杂粮、蔬菜、水果、豆类等。食物中的纤维素也叫膳食纤维，又分为可溶性膳食纤维和不溶性膳食纤维。前者如果胶、树胶等，它们可溶于水中，主要存在于水果、燕麦、大麦和部分豆类中。而大多数膳食纤维都是不溶性的，如纤维素。粗纤维中营养含量较少，而且不易消化，对肥胖、高血脂、糖尿病等病起到一定的预防和治疗作用。另外，粗纤维能够增加粪便的体积，促进肠蠕动，减少食物残渣在人体肠道中停留的时间，促进排便，防止便秘。

128. 糖尿病病人为什么要限制饮酒？

每克酒类中含有 7 千卡热量，与糖类、蛋白质、脂肪的热量不同，不能交换。酒本身是高热量食物，还可以消耗体内热量。过量的酒类可以发生高血脂或造成代谢紊乱，使肝脏负担加重。有的病人在饮酒时吃一些碳水化合物，如馒头、米饭、炒菜等，血糖即可升高，使糖尿病失去控制。常饮酒而不进食物可抑制肝糖原的分解，使血中葡萄糖量减少，出现低血糖症状。因此，重症糖尿病合并肝胆疾病者，尤其是正在使用胰岛素和口服降血糖药物的患者，严禁饮酒。

129. 糖尿病病人如何控制饥饿感？

糖尿病病人为了有效控制血糖在正常水平，必须进行饮食治疗，即每天按照医生的建议，严格控制饮食摄入量，这是糖尿病有效控制的重要环节。糖尿病病人饮食控制的好坏，直接关系到糖尿病病人的发展与转归。患者在饮食控制中突出的问题就是经常感到饥饿。有的人因为感到饥饿，无法坚持饮食治疗，导致糖尿病治疗不理想。糖尿病病人要想战胜和控制饥饿感，要从认识上和饮食上两方面入手。首先在认识上改变传统的饮食观念，树立健康的饮食观。传统的饮食观念认为，人是铁，饭是钢，减少饮食有害于健康。实际上，糖尿病是一种典型的现代生活中的富贵病，它随着人们体力劳动的减轻和生活水平的提高，而呈上升趋势。越是发达的国家，发病率越高。造成这种现象的原因就是饮食过剩，人们不是根据自己身体的实际需要食用，而是根据自己的食欲进食，想吃就吃，尤其是晚上进食过多，造成营养过剩，在体内堆积，导致身体健康受到损害。在欧美国家，很多人为了健康排毒，有规律的进行断食，即每周一天或两天不吃食物，也有实验证实给动物间歇性断食，可以促进动物的健康，延长寿命。对于糖尿病病人我们不提倡断食，按照医生的饮食建议，进行糖尿病的饮食治疗，不但不会损坏身体健康，反而对身体健康有力。糖尿病病人的饮食治疗从热量与营养角度而言，既能满足机体需要，又避免了营养的过剩与堆积。其次用饮食控制饥饿感。可用以下食品补充：蔬菜类如白菜、菠菜、油菜、圆白菜、冬瓜、南瓜、韭菜、青椒、豆芽菜、莴笋、茄子、菜花等，海藻类，蘑菇类，豆腐渣等。如果吃含淀粉比较多的蔬菜如土豆、芋头、藕、胡萝卜、豌豆、蚕豆等，应扣除等量的主食量。

130. 糖尿病病人能吃水果吗？

生活中，很多糖尿病病人认为水果含糖高，食用后影响血糖稳定，加重病情，不敢吃水果。其实这是认识误区，水果中含有的糖分除了葡萄糖、果糖、蔗糖外，还有相当一部分以多糖形式存在，如果胶、膳食纤维，人体对果胶和膳食纤维吸收慢，甚至不吸收。所以，适当吃一些含果胶、膳食纤维丰富的桃子、柚子、山楂、草莓、猕猴桃、鸭梨等，不会导致血糖大幅度波动。除此以外，水果含有丰富的维生素C，能帮助消化，预防动脉硬化，延缓衰老；水果含糖量比主食低，容积大，易产生饱腹感；所含的果胶、膳食纤维能延缓葡萄糖吸收。因此，轻度糖尿病患者可以适度吃一些含糖量低的水果。不过在食用水果的时候，要注意：①控制水果摄入量，在吃了一定量的水果后，就要相应地在食谱中减少同等热量的主食，以免总热量超标。一天吃多少水果，可以通过“食品互换法”换算出来，就是把热卡相等的食品进行互换。如25克米面类食物提供的热量为90千卡，相当于150克的香蕉、鲜荔枝等，200克的梨、桃、苹果、橘子、橙子、猕猴桃和葡萄等，300克的草莓，500克的西瓜。②要尽量选取含糖量低、含纤维素丰富的黄瓜、西红柿、柚子、山楂、草莓、猕猴桃等。

水果中含有较多的果糖和葡萄糖，重症糖尿病病人不宜吃过多的水果。为了预防低血糖的发生，允许吃少量的水果，但需注意血糖和尿糖的变化。如果吃了水果后，尿糖增多，则应减少主食，以免出现血糖升高。总之糖尿病饮食疗法不仅限于每日的总热量及各种营养的定量供应，还包括通过饮食疗法进行动脉硬化的预防和促进健康长寿所必要的营养方法。

131. 为什么糖尿病病人不能多吃糖？

糖尿病病人食用过多糖类，很容易出现高血糖，不利于病情的控制与恢复，而且久而久之，易发生动脉粥样硬化。每日食用糖应限制在 10 克以内，避免食用白糖、红糖、糖果、糕点、蜜饯，甜食等，以食用二色糖和黑糖较好。其他调味品，如糖精及糖精钠盐，不能认为对本病无害，应尽量少用。

132. 木糖醇能治疗糖尿病吗？

木糖醇不能替代蔗糖，也不能治疗糖尿病。木糖醇吃多了，血中甘油三酯就会升高，引起冠状动脉粥样硬化症。

木糖醇在代谢初始，可能不需要胰岛素参加，但在代谢后期，就需要胰岛素的促进。所以，木糖醇不能替代葡萄糖，也不能避免发生代谢紊乱，更不能降低血糖、尿糖和消除糖尿病的“三多”表现。因此患者不宜食用过多木糖醇。

133. 糖尿病病人怎样灵活加餐?

当病人出现心悸、手抖、多汗、饥饿等低血糖反应时，应立即进食一块糖或 50 克馒头以缓解发作。发作前如能少量加餐，常可预防低血糖反应。有些病人病情不稳定，常有发生低血糖的可能。因此，在日常生活中需灵活加餐，以便使血糖保持在相对稳定的状态。但特别要注意的是晚上睡前的一次加餐，若尿糖为阴性时，应注意夜间低血糖的发生，若有低血糖症状，应加主食 50 克；若尿糖为一个加号（＋）时，仍感觉有低血糖症状，应加主食 33 克；尿糖为两个加号（＋＋）时，可加主食 25 克；尿糖为三个或四个加号（＋＋＋）及（＋＋＋＋）时，患者还有类似低血糖的症状，应加一些含蛋白质多的食物，这时应注意检查肾功能是否有问题；活动时也要及时加餐。这样的加餐方法，既可防止餐后引起的高血糖，又可以预防低血糖的发生。

134. 糖尿病病人全天主食需要量应该怎样分配?

糖尿病病人全天主食量有 4 种分配方式：①休

息患者，每日 200～250 克；②轻体力劳动患者，每日 250～300 克；③中等体力劳动患者，每日 300～350 克；④重体力劳动患者，每日 400 克以上。

总热量的全日分配需根据病情恰当安排。一般三餐分配法有：早餐 1/5、中餐 2/5、晚餐 2/5。少吃多餐者，除中午、晚上各进食 100 克外，其余均为 50 克。当每日的总热量及进餐次数形成规律后，三餐的分配量不得随意更改，三餐也不可做两餐用，否则会打乱体内的代谢过程，对糖尿病的控制产生不利影响，因此，每日的进食规律应坚持下来。

135. 糖尿病病人常吃什么食物比较好？

多数学者认为，本病由于嗜酒厚味、损伤脾胃、运化失职、消谷耗津、纵欲伤阴，导致阴虚燥热、发为消渴。因此，糖尿病病人在饮食方面宜选择：

（1）低糖、低脂肪、高蛋白、高纤维素食品，常吃豆制品。

（2）桃、梨、菠萝、杨梅、樱桃等水果。这些水果含有果胶，果胶能增加胰岛素的分泌量，可使血糖明显下降。

（3）黑芝麻、葱、胡萝卜，有助于改善因少吃淀粉食物而造成的乏力等症状，并能降低血糖。葱还能增强人体对蛋白质的利用，对糖尿病很有好处。

（4）苦瓜、柚子、空心菜。这3种食物均含有胰岛素样成分，既可降血糖，营养又丰富，是糖尿病病人的理想食物，但不宜过多。

（5）宜喝冷开水泡的茶。茶叶中含有一种较理想的降血糖物质，但其耐热性不强，其有效成分常在开水浸泡的过程中遭到破坏，因此要用茶叶降血糖，不要用热开水泡饮。

136. 糖尿病病人不吃主食行吗?

在有些人的观念中，认为主食吃多了血糖会升高，不吃主食能够比较有效地控制糖尿病或使血糖水平相对稳定。这种想法，显然是很不正确的，原因是：

（1）葡萄糖是体内能量的主要来源。若不吃主食，或进食过少，葡萄糖来源缺乏，体内就必然要动用脂肪；脂肪分解生成脂肪酸，在体内燃烧后释放出能量；由于脂肪酸产生过多，常伴有酮体生成，经肾脏代谢排泄，可出现酮尿。因此，无论正常人或是糖尿病病人，每日主食不能少于150克，即碳水化合物进量不能低于150克，否则容易出现酮尿。

（2）不吃主食也可以出现高血糖。由于体内需要热量，在饥饿状态时，动员蛋白质、脂肪，使之转化为葡萄糖，以补充血糖的不足。长此以往，病人体质下降，形体消瘦，抵抗力减弱，很容易出现各种并发症，可见这种饮食习惯并不可取。

137. 限制主食，不限制含蛋白质多的副食，是否有利于糖尿病的控制？

有些病人把每日的主食量限制很严，最多不超过 200 克，而对鸡、鱼、肉、蛋、豆制品则随便食用。结果血糖控制很不理想，即使加服降血糖药物，仍然不能令人满意。原因是摄入过多的蛋白质副食，也可以转化为葡萄糖，对控制糖尿病同样不利。

糖尿病饮食每日的总热量，仍需按规定的公式去计算，不必增加总热卡的摄取。所以主食总量应保持在 250～750 克，蔬菜可以多吃，含脂肪、蛋白质的食物要适量食用。

总之在制订糖尿病病人食谱时，要求多样化，不要随意不吃或少吃，当然更不能多吃。

138. 糖尿病性肾病病人的饮食应注意什么？

糖尿病性肾病病人要进低盐饮食以减轻浮肿。饮食的总热量，应该维持正常体内需要。虽有蛋白尿，但肾功能正常者，最好每日摄入蛋白质 80 克以上，如主食 300 克及豆腐干 100 克，各含蛋白质 25 克，1 个鸡蛋含蛋白质 13 克，100 克瘦肉及鱼，各含有17～19克蛋白质。对于有氮质血症的病人，治疗上有一定矛盾：蛋白质摄入量不足，易发生低蛋白血症；蛋白质较高，易加重氮质血症。因此要查尿素氮，摸索病人每日所能接受的饮食蛋白含量，必要时可输血浆、白蛋白及氨基酸。

139. 临床常用哪些口服降血糖药物？各有什么特点？

目前国内外口服降血糖药物的品种较多，但从总体来说，可分成五大类：一是磺脲类、二是双胍类、三是糖苷酶抑制剂、四是非磺脲类促泌剂、五是胰岛素增敏剂。

（1）磺脲类包括：磺脲类一代：D_{860}；磺脲类二代：格列本脲、格列吡嗪、格列奇特、格列喹酮；磺脲类三代：格列苯脲。此类药物为胰岛素促泌剂，作用于胰岛β细胞，促进胰岛素分泌。

（2）双胍类：二甲双胍、苯乙双胍。主要作用于骨骼肌增加胰岛素的敏感性。

（3）糖苷酶抑制剂：阿卡波糖、伏格列波糖。主要作用于肠道延缓葡萄糖在肠道的吸收。

（4）非磺脲类促泌剂：瑞格列奈、那格列奈。与磺脲类药物作用相似，但作用机制不完全一样。

（5）胰岛素增敏剂：罗格列酮、吡格列酮。作用于肝脏增加胰岛素的敏感性。

140. 糖尿病病人口服降血糖药物时，应注意哪些问题？

（1）老人、肥胖型糖尿病，只要发现血糖升高，就应及早治疗。应首先调整饮食适当运动，必要时口服降血糖药物。

（2）空腹血糖下降到 90 毫克％以下，或者饭后 2 小时血糖在 130 毫克％以下时，应注意血糖药物应用，主要指的是促泌剂。避免低血糖的发生。

（3）经常注意药物出现的副作用，特别是低血糖反应。

（4）使用磺脲类（格列本脲）药物，有时可能发生肝胆管炎、轻度黄疸、肝功能损害。如果出现这些反应，则应考虑停药。

（5）使用双胍类（苯乙双胍）药物，有发生高乳酸血症、乳酸酸中毒的可能。

（6）患有肾脏病、造血器官疾病者，应慎用降血糖药物，可改为胰岛素治疗。

141. 为什么肥胖型糖尿病病人不宜用优降糖而要选用二甲双胍呢？

优降糖属于磺脲类降血糖药，其药理作用为选择性地作用于胰岛 β 细胞，刺激性分泌胰岛素，抑制肝糖原分解。肥胖病人服用磺脲类药物后，可以增加体重，故不宜使用优降糖。

二甲双胍属于双胍类降血糖药物，其作用不但能控制高血糖，且有减轻体重的作用。其药物服用后通过食欲减退，减少食量；抑制肠道对葡萄糖及氨基酸的重吸收；抑制脂肪生成三种途径达到减轻体重和降低血糖的目的。因此肥胖型糖尿病病人以选用二甲双胍为佳。

142. 磺脲类降血糖药物有哪两种失效？

磺脲类降血糖药物有原发性失效和继发性失效两种。

（1）原发性失效：给予足够的治疗量，而在1个月内未能控制病情，为原发性失效。此时可加用双胍类（二甲双胍）降血糖药物。

（2）继发性失效：治疗开始时，病情控制较满意，而后来则失效了，为继发性失效。有的继发性失效者，经加服双胍类降血糖药物后，又能得到满意的控制。一般继发性失效，随用药逐年增加，若选用药物恰当，继发性失效率可以降低。

143. 二甲双胍有什么副作用？如何服用？

（1）胃肠道毒性反应，常导致恶心呕吐、腹痛腹泻、食欲不振，停药后，症状可消失。

（2）大剂量的二甲双胍（2 500 毫克）治疗时，易引起乳酸酸中毒。有糖尿病酮症酸中毒的病人、心肺疾患者及肝肾功能不全者，不宜使用。

二甲双胍的服用：开始每日剂量 500～1 500 毫克，一般每日用量 1 500 毫克，每日维持量为 1 500 毫克。如每日用药在 2 000～2 500 毫克时，易引起酸中毒症状。进食时或饭后服药，或同时服用抗酸药，可以减少胃肠反应。

144. 患糖尿病性肾病时，为什么不能用二甲双胍？

二甲双胍口服后，吸收迅速，24 小时有 90%药物从尿中排出。此药促进无氧酵解，产生乳酸。当糖尿病合并肾病时，乳酸代谢产物排泄发生障碍，酸性物质在体内堆积，肾脏负担增加，促使肾病进一步恶化，容易诱发乳酸酸中毒发生，故不宜服用二甲双胍。

145. 为什么糖尿病合并肺气肿、心力衰竭时，禁用二甲双胍？

患糖尿病时，糖、脂肪、蛋白质三大物质代谢发生紊乱，促进无氧酵解加快，乳酸生成增多，容易出现内源性酸中毒。肺气肿、心力衰竭的病人，由于体内已形成长期慢性的缺氧状态，容易导致酸碱不平衡。有人报道，治疗剂量的二甲双胍，即可使糖尿病合并肺气肿、心力衰竭的患者发生酮症及乳酸酸中毒。从中我们发现，有严重并发症的糖尿病病人，对二甲双胍十分敏感，必须禁用。

146. 糖尿病病人为什么要慎用心得安？

心得安属于β-受体阻滞药。对β肾上腺素能受体有高度选择性阻滞作用。有人认为：在人体，由肾上腺素引起的高血糖，不能被β阻断剂阻断。由于心得安阻止脂肪分解，并抑制胰岛素的分泌。很可能发生高渗性非酮症糖尿病昏迷。当重型糖尿病患者使用胰岛素治疗时，若应用心得安，则容易发生低血糖反应。故糖尿病病人对心得安须慎用。

147. 糖尿病病人须禁用哪些药物？

有些药物本身的作用可以诱发糖尿病，如噻嗪类利尿药、避孕药、链脲霉素、烟酸药等，糖尿病病人应该禁用或慎用这类药物。

（1）噻嗪类利尿药通过抑制胰岛细胞释放胰岛素，促使糖尿病发生，作用最强的是氯甲苯噻嗪。

（2）长期服用避孕药，对葡萄糖耐量有轻度抑制作用，可能诱发糖尿病。

（3）链脲霉素对胰岛细胞具有直接抑制作用，动物实验证实，能促进糖尿病的发生。

（4）烟酸药可引起糖耐量下降，并通过末梢组织抑制对葡萄糖的利用，故应用时应该根据医生的建议服用。

148. 胰岛素治疗容易出现哪些不良反应？

（1）低血糖反应：多发生在胰岛素注射后作用最强的时候，或者因注射胰岛素后没有及时进餐，而引起低血糖反应。

（2）胰岛素过敏反应：多在停用胰岛素数周后，再次使用时发生，也可见于初次胰岛素治疗者。局部反应表现为：注射部位有针刺感，发热或发痒；有的病人局部肿胀，出现红斑硬结，偶见水泡形成。全身反应是极少见的，主要表现有荨麻疹、紫癜、面部及口腔黏膜水肿。黏膜水肿可导致呼吸困难和胃肠道症状。

（3）胰岛素治疗后，引起脂肪营养不良的发生率约为3%～10%，常见于男性成年型病人。皮下脂肪萎缩，多见于儿童及生育妇女。此外，糖尿病患者不要在结节部位上注射胰岛素，因吸收不良，可影响治疗效果，要经常更换注射部位。以免吸收不良。

（4）有些糖尿病病人用胰岛素治疗后，常见面部、四肢出现浮肿，这可能与长期控制不满意，而后应用胰岛素病情迅速得到控制有关。

（5）胰岛素使用不当，血糖过低，可产生反跳性高血糖。

（6）胰岛素治疗初期，血糖升降程度与眼球屈光不正有关，但病情控制后可消失。

149. 糖尿病病人进行锻炼时应注意哪些事项？

（1）糖尿病病人一般比较体弱，应从短时间的轻微活动开始，随着体质的增强，逐渐增加运动量，延长运动时间，不要过度劳累。

（2）运动宜在早饭、午饭后 1 小时开始，形式灵活，避免剧烈活动。运动要有规律，并能持之以恒。

（3）病情较重的患者，要在医生指导下循序渐进。必须在调整血糖、尿糖、酮症以后，做些轻微的活动，以免加重糖尿。

（4）锻炼时，应预防低血糖反应，必要时要适当加餐。

150. 糖尿病病人在什么情况下不能体育锻炼？

（1）糖尿病病人并发急性感染、酮症酸中毒及血黏稠度高者，不宜参加运动。

（2）使用胰岛素和口服降血糖药后经常出现低血糖的患者，不宜参加锻炼。

（3）应用胰岛素治疗的病人，在胰岛素发挥作用最强的时刻，比如上午 11 时，不宜进行体育活动。

（4）重型糖尿病病人，在清晨没有注射胰岛素时，不要进行活动，如活动多，容易出现酮症。

151. 糖尿病并发微血管病变的患者，活动时需注意什么？

糖尿病肾病、视网膜病变、植物神经病变，都属于微血管病变。这些患者运动的耐力明显下降，在剧烈活动时，容易加重微血管病变，故在运动过程中，应限制在正常人最大心率的 80%～85%，血压不超过 24/13.5 千帕（180/100 毫米汞柱），有晚期微血管病变者；应从事轻度的体力活动，同时要量力而行逐渐增加运动量，不可过累。

152. 糖尿病并发动脉硬化的病人，活动时需注意什么？

糖尿病性心脏病、糖尿病性脑病等，都属于大动脉硬化。糖尿病合并动脉硬化者，剧烈活动可使心电图发生异常；血液中各种酶增高，加速血液的凝固，容易导致脑血栓形成；心肌供血不足者，可引起心绞痛、心肌梗塞。因此糖尿病并发动脉硬化的病人进行运动时，要选择运动量小的运动形式，如散步、打太极拳等活动方式。

153. 适合糖尿病病人体育锻炼的方式有哪些？

糖尿病病人体育锻炼的方式多种多样，如散步、做广播操、打太极拳、打球、游泳、滑冰、划船、跑步及步行等。其中步行是最易坚持的一种锻炼形式，应该为糖尿病病人所首选。步行运动可分为 3 种：快速步行，中速步行，慢速步行。一个体重 60 千克的病人，在平坦的路上中速步行，若 1 小时走约 5 千米，约需 200 千卡热量；若工作地点较近，则上下班时以步行为宜，最好每顿餐后散步半小时为好。

154. 普通感冒和流感有何不同？

平常说的感冒和流感不是一回事。普通感冒经过适当治疗后一般不会威胁人的生命。流感是流行性感冒的简称，流感治疗不当会严重威胁人体健康，甚至造成死亡。

普通感冒没有传染性，不会传染给别人。患者一般有着凉史，起病缓慢，流鼻涕、打喷嚏等症状明显，全身症状较轻，不发热或仅有低热，一般3～7天可以好转痊愈。多是个别人发病，一般不会出现很多人同时发病，也不会造成严重并发症和死亡。一年四季均可发病，每人每年可以多次发病。

流感具有传染性，一般会同时有很多人患流感，也叫暴发流行，可以在一个地区或很多地区流行。由流感病毒引起，发病突然，怕冷、高烧，体温可迅速升至39～40℃，全身无力，腰背和四肢酸痛，打喷嚏、鼻塞、流鼻涕等。流感可以导致严重并发症和死亡。如可引起肺炎、支气管炎、心肌炎、心包炎等并发症。流感呈季节性高发，在我国北方冬天和春天是流感发生多的季节，在南方有时可在夏秋季节流行。

155. 如何预防感冒？

感冒是百姓生活中最常发生的一种呼吸道疾病，有些人常常随着气候的变化而感冒，并且前次感冒没有完全好，下次感冒又起。感冒时不但影响自己的生活与工作，增加经济负担，如果治疗不好，还会引起或加重其他一些疾病。易患感冒的人群，通过平时多加注意，及时合理的预防可以有效减少甚至避免感冒的发生。预防感冒可以从以下几个方面着手：

（1）根据季节变化，适当加减衣服。感冒多在季节交替天气转凉的时候，受凉后及时服用抗感冒的药物，尤其是抗感冒的中药，可以有效预防感冒的发生。

（2）保持良好的心情。感冒多由着凉引起，心情好的时候普通着凉，一般不会引起感冒发生；心情不好的时候，轻微着凉就可以引起感冒。

（3）调整自己的阴阳失调。有些人在天气比较好，也没有明显的受凉刺激情况下，也经常患有类似感冒的症状，比如头晕、头疼、嗓子痛等，这样的人很可能是自己的阴阳失调，比如，阴虚体质的人容易出现上述各种类似感冒症状，应该到医院找中医大夫检查调理。

（4）大量出汗后要警惕感冒的发生。天气较凉的时候，大量出汗把衣服湿透，不能及时更换，特别容易着凉感冒。如果在出汗的当天及时喝些红糖加生姜片煮的姜糖水可以有效预防感冒发生。

（5）家庭备一些常用感冒药。如感冒冲剂、板蓝根冲剂、藿香正气软胶囊、氨咖黄敏胶囊、去痛片、安乃近等。夏天感冒可以服用藿香正气软胶囊，天气凉时感冒可以服用感冒冲剂和板蓝根冲剂、氨咖黄敏胶囊等及时防治，避免感冒加重。如果感到寒凉或者轻微鼻塞、头痛、身体不舒服等类似感冒的症状，及时服用抗感冒的药物可以避免感冒发生。

（6）家里常备红糖和生姜。用红糖和生姜片煮水喝，对感冒具有很好的预防作用。经常患感冒的人可以常喝姜糖水。

（7）适当选用抗生素。感冒时如果出现嗓子痛、咳嗽等症状，需要服用抗生素。应该选择针对革兰阳性菌敏感的抗生素，如阿莫西林胶囊、螺旋霉素、头孢霉素、先锋霉素等，如果使用 1～2 天后，咳嗽、嗓子痛的症状没有得到控制或者咳嗽加重，要考虑支原体感染。支原体是与常见病菌不同的一种病原体，对于红霉素类的抗生素敏感，如罗红霉素、阿奇霉素等，都属于红霉素类抗生素，对感冒时合并支原体感染的治疗效果非常好。

156. 如何预防流感？

预防流感的方法有：

（1）打流感疫苗预防流感，年老体弱及慢性病患者应注射流感疫苗进行预防。

（2）流感流行期间，尽量避免去公共场所，非外出不可时应戴口罩，防止病毒吸入和避免交叉感染。居室应保持空气新鲜，经常开窗通风，每日至少 2 次，每次 20 分钟。并定期将居室门窗紧闭，每立方米空间用食醋 5～10 毫升，加水一倍稀释后加热熏蒸 2 小时，能起到消毒空气作用。

（3）合理饮食、加强锻炼、平衡心态增强身体抵抗力。流感流行时适当增加营养，多吃水果和蔬菜；注意劳逸结合，生活规律，充足的睡眠，积极锻炼，保持良好的心态，提高身体自身的抗病能力。

（4）使用中草药预防：在流感容易发生的季节，可选择不同中药煮水喝预防流感。冬春季节选用：贯众10克、甘草3克煮水喝，连服3天。夏天可以用：藿香5克、佩兰5克、薄荷2克煮水喝。

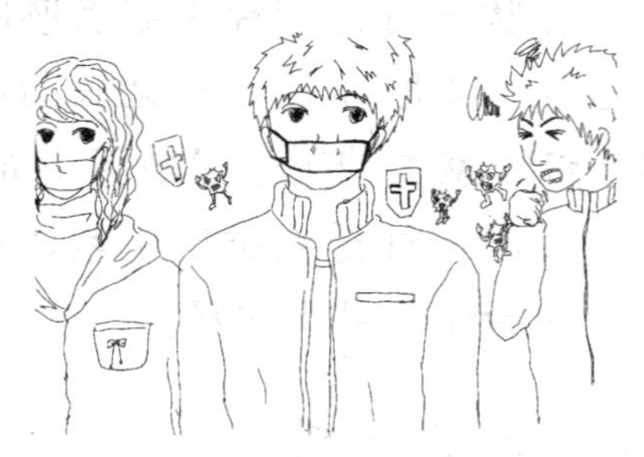

157. 感冒对人体有何危害？

对于身体比较健康的人，感冒一般对人体没有太大危害，对于患有心脏病、肿瘤等很多严重疾患的人，感冒可以加重病情。感冒本身可以降低身体的抵抗力，如果较长时间得不到有效的控制和治疗，会导致其他疾病的发生。如继发支气管炎、肺炎、心肌炎等比较严重的疾病，或者使其他的疾病病情加重，甚至出现生命危险。比如对老年冠心病患者来说，感冒可以诱发或加重病情，导致心律失常、心功能不全等；对糖尿病患者，感冒可使原有的糖尿病病情加重，甚至出现糖尿病酮症酸中毒，严重者还可能引起死亡；孕妇感冒，有可能影响胎儿的生长发育，甚至造成胎儿的先天性畸形。因此，感冒后一定要注意及时选择有效的治疗药物，尤其是老年患者、儿童、孕妇以及慢性病患者更要引起重视，这些人需要及时进行抗感冒的治疗。

158. 得了感冒必须吃消炎药吗？

感冒开始的时候，如果没有咳嗽、咽喉肿痛等症状，可以不用消炎药。西医的观点认为90％以上的感冒都是由病毒引起的，只有少数感冒是由细菌引起的。目前对病毒性感冒的治疗没有特效西药，感冒时会使身体抵抗力下降，可能出现咽喉肿痛、咳嗽等细菌感染的表现，这时需要加服抗生素治疗。有不少人患了感冒看病时，向医生点名要各种各样的抗生素，如先锋霉素、麦迪霉素、螺旋霉素等。其实这样做是不对的，抗生素不能治疗感冒，而中药对感冒有比较好的预防和治疗效果，如感冒清热冲剂、板蓝根冲剂等。

159. 感冒引起的咳嗽、气管炎为什么老不好？

感冒时经过服用感冒清热冲剂、板蓝根冲剂、藿香正气软胶囊或者姜糖水等抗感冒的药物或食物一般都会很快控制病情，有些人因为抵抗力差出现咽喉肿痛、咳嗽等细菌感染的炎症表现，加服阿莫西林、螺旋霉素、麦迪霉素等消炎药以后，病情很快会控制并减轻。如果几天以后咳嗽不但没有减轻，反而加重，并出现咳嗽时胸痛的症状，一定要考虑到是否有支原体感染，可以到医院进行支原体感染的相关检查，也可以直接服用红霉素类抗生素。支原体是一类特殊的细菌，一般抗生素治疗效果不好，红霉素类抗生素治疗这类支原体感染具有较好的效果。罗红霉素、阿奇霉素等都是红霉素类的抗生素，当感冒引起咳嗽、胸痛，较长时间治疗不好时可以考虑使用红霉素类抗生素。

160. 什么叫慢性支气管炎？

慢性支气管炎（简称慢支）是一种多因素所致的气管、支气管黏膜及其周围组织的慢性非特异性炎症，以慢性咳嗽、咳痰或伴有喘息及反复发作的慢性过程为主要症状，临床分为急性发作期、慢性迁延期和临床缓解期，受凉、吸烟及感冒常病诱发使本或使之加重。少数人是由急性支气管炎未治愈而转为慢性支气管炎，大多数是隐潜发病。慢支的病因包括内因与外因两方面。内因包括呼吸道防御功能低下、过敏因素及植物神经功能紊乱等。外因包括寒冷、受凉、大气污染、吸烟、感冒及病毒感染、细菌感染等。其中吸烟是慢支最主要的危险因素之一，尤其是长期吸烟者，该病发生率较不吸烟者高 2～8 倍，吸烟时间越长、量越大、患病率越高。本病多发生在中老年，男性多于女性，病情发展缓慢，严重时可继发慢性肺源性心脏病，是一种严重危害身体健康的常见病。

161. 如何预防慢性支气管炎？

首先是戒烟，慢性支气管炎患者不但要戒烟，而且还要避免被动吸烟，因为烟中的化学物质如焦油、尼古丁等，可作用于植物神经，引起支气管的痉挛，从而增加呼吸道阻力。另外 ，还可损伤支气管黏膜上皮细胞及其纤毛，使支气管黏膜分泌物增多，降低肺的净化功能，易引起病原菌在肺及支气管内的繁殖，导致慢性支气管炎的发生。在气候寒冷的季节，要注意保暖，避免受凉，因为寒冷一方面可降低支气管的防御功能，另一方面可反射地引起支气管平滑肌收缩、黏膜血液循环障碍和分泌物排出受阻，可发生继发性感染。加强锻炼，适当的体育锻炼，可以提高机体的免疫能力和心、肺的贮备能力。注意个人保护，预防感冒发生，有条件者可做耐寒锻炼。做好环境保护，避免烟雾、粉尘和刺激性气体对呼吸道的影响，以免诱发慢性支气管炎。

162. 慢性支气管炎患者在家庭防治及护理中应注意哪些问题？

90%～95%的慢性支气管炎直接源于吸烟，戒烟后，症状会逐渐改善。慢性支气管炎患者都伴有咳嗽，需要注意的是，咳嗽是一种良性行为，它有助于痰液的排出，以防痰液堵塞呼吸道造成窒息，因此不能乱服止咳药，否则，痰液将大量地积聚在支气管及肺部造成阻塞。对久病无力的老人，家人应帮其翻身拍背以利清除痰液。同时可以服用化痰药，使浓痰变稀，从而较易咳出，有条件时可使用超声雾化吸入。仔细观察咳嗽的性质，出现的时间和节律，观察痰液的性质、颜色、气味和量，并正确留取痰标本以便送化验室检测。病人喘憋加重，呼吸费力，不能平卧，此时应采取半卧位并给予吸氧，正确调节吸氧流量，同时可服用一些平喘的药物，如氨茶碱、舒喘灵等。多饮水，多喝蔬果汁，多吃青菜及易消化的食物，多吃一些止咳、平喘、祛痰、温肺、健脾的食品，如白果、枇杷、柚子、北瓜、山药、栗子、百合、海带、紫菜等。忌食生冷、过咸、辛辣、油腻以免加重症状。适当进行体育锻炼，以利改善呼吸系统的机能，增强对寒冷和疾病的抵抗力。室内保持空气流通、新鲜，冬季应有取暖设备，避免病人受凉。病情加重应及时送医院治疗。

163. 什么叫腹泻？

腹泻是消化系统疾病中的一种常见症状，指排便次数多于平时，粪便稀薄，含水量增加，有时脂肪增多，带有不消化物，或含有脓血。正常人一般每天排便1次，个别人每2～3天排便1次。有些人每天2～3次，但粪便成形，不称为腹泻。根据病程长短，腹泻可分为急性与慢性两种，病程超过两个月者称为慢性腹泻。临床上最常见的腹泻由各种肠道感染、炎症、结肠和直肠癌、葡萄球菌肠毒素引起的食物中毒及肠道激惹综合征引起。腹泻是仅次于呼吸道感染的第二位常见病，夏秋季是腹泻的高发季节，腹泻能引起营养不良、维生素缺乏、贫血、身体抵抗力下降，严重危害身体健康。特别是儿童和老年人，得了腹泻更危险，所以我们应该特别重视。

164. 如何预防腹泻？

把住病从口入关，搞好环境卫生及个人卫生是预防腹泻发生的关键，其措施包括：①注意饮水卫生，饮用水煮沸后再引用，可杀灭致病微生物。②讲究食品卫生：食物要生熟分开，以避免交叉污染；不吃腐败、变质的食品，剩饭、粥、牛乳、乳制品、鱼、肉、蛋等易受葡萄球菌肠毒素的污染，若被人们食入可引起葡萄球菌食物中毒，因此，剩饭、剩菜等在食用前必须充分加热，从冰箱中取出的食物也应加热后再食用；尽量少食用易带致病菌的食物，如螺丝、贝壳、螃蟹等水海产品，使用时要煮熟煮透，生吃、半生吃、酒泡、醋泡或盐腌后直接食用的方法都不可取；各种酱制品或熟肉制品在进食前应重新加热；凉拌菜可加些醋和蒜；不在不洁摊位购买食品或进餐，教育儿童从小养成良好的卫生习惯和饮食习惯；调节饮食结构，平衡膳食，合理营养，提高机体免疫力；清洁环境，灭蟑、灭蝇；尽量减少与腹泻病人的接触，病人用过的餐具、便器、卧具要消毒，以避免疾病的传播。

165. 发生腹泻怎么办？

发生腹泻不提倡“饥饿疗法”。宜吃一些清淡易消化的流质或半流质食物，症状好转后逐渐过渡到正常饮食。脱水是腹泻的常见并发症，表现为口渴、尿少、皮肤干燥起皱、双眼下陷。为防止脱水应多饮一些糖盐水、已发生脱水或者严重呕吐不能饮水的病人，要到医院进行静脉补液。如果腹泻病情较轻，一般通过调整饮食、休息及一些对症治疗，病情在 2～3 天内即可改善，严重者应到医院就诊，并留下大便标本送医院化验，以便查明病因。需要注意的是，大便标本要留在不吸水的容器里，绝对不能混有水及手纸等物，并在1小时内送至医院检验。许多患者一有腹泻就使用抗生素，这种做法是不对的，因为大部分腹泻并不需要抗生素治疗，滥用抗生素还可能导致肠道正常菌群失调。如果您不确定是否应该使用抗生素，可到肠道门诊就诊或咨询。

166. 腹泻病人在什么情况下应该到医院治疗？

腹泻伴随高热；腹泻持续两天以上，或重复发生；腹泻伴有频繁呕吐；有血便或黏液便；严重水样泻多次或每次大便量都很大，很快就伴有严重口渴、少尿，皮肤干燥起皱、双眼下陷等脱水症状；严重腹痛，难以忍受；老人及儿童，慢性病患者，如糖尿病、慢性肾病、慢性贫血、白血病、肝硬化、晚期癌症、冠心病及心功能不全等患者都应及时到医院肠道门诊就诊。总之，得了腹泻，无论轻重，到肠道门诊就诊是最好的选择。

167. 腹泻患者在家庭治疗及护理中应该注意哪些问题？

注意饮食调养，食用营养丰富、易消化、低油脂的食物，如稀饭、汤面等流质或半流质食物使病人胃肠得到休息。注意休息，以减少体力消耗和肠蠕动次数。注意病人的腹部保温，受凉会使病情加重。多喝水，最好是喝口服补液盐，以防止脱水；对腹泻频繁的病人要注意肛门护理，便后应先用吸水性强的软纸擦拭，再用温毛巾擦拭干净，如病人肛门发红，可涂少量软膏类抗菌素。严格按照医生嘱咐的剂量和日程服药。搞好家居卫生，避免其他家庭成员被感染，管好患者的粪便，对病人用过的餐具、便器、卧具和其他可能被病人粪便和呕吐物污染的物品都应该做消毒处理，消毒可以采用煮沸，84 消毒液、漂白粉以及暴晒、紫外线照射等措施。注意个人防护，护理完病人后注意用流动水和肥皂洗手。

168. 如何防治急性胃肠炎？

急性胃肠炎是夏秋季节发生较多的肠道疾病，在其他季节也可以发生。急性胃肠炎主要表现是腹痛、腹泻，或伴有恶心、呕吐。很多是因为吃了不干净的食物引起，比如剩菜、剩饭。预防急性胃肠炎应该注意以下几个环节：

（1）夏秋季节不要吃变馊变质的食物和饮料：有异味食物不能吃，有异味的肉不能用。

（2）注意饮水卫生和饮料的饮用：饮用煮开后的水，喝水、喝饮料时最好不要一口气喝很多饮料，因为一次大量喝水喝饮料会使胃酸稀释，即使食物

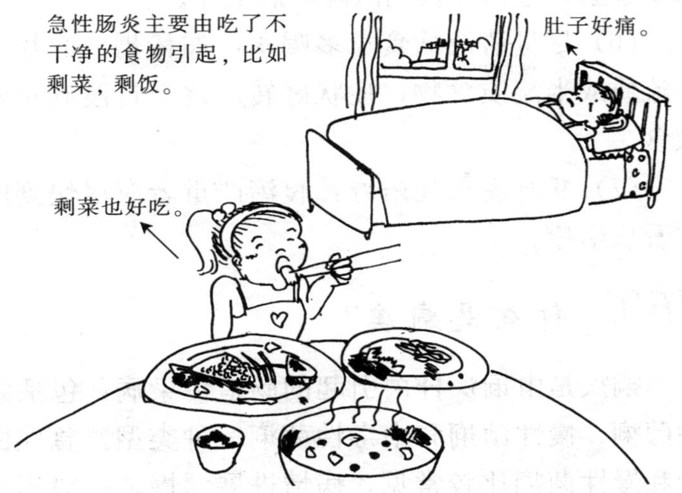

或饮料中带有少量的病菌，也可能引起急性胃肠炎。

（3）生食和熟食厨具分开：切过肉类的菜板应该及时清洗干净。

（4）防止苍蝇蚊子落在食物上：苍蝇蚊子可以携带很多病菌，落在食物上，就会把它们携带的病菌带到食物里，引起食物变质，人吃了这样的食物很容易发生急性胃肠炎。

（5）家里准备一些治疗肠道感染的常用药：如氟哌酸（也叫诺佛沙星胶囊）、黄连素等。如果在吃了某些食物或喝了某些饮料后几个小时内出现肚子痛、拉稀腹泻，可以吃氟哌酸或黄连素，如果伴有恶心、胃部不舒服，可以服用 2 粒藿香正气软胶囊。服药后，1～2 小时后腹痛腹泻的症状就会减轻，如果不缓解，应该尽快到医院看病治疗。

（6）尽量清淡饮食、多喝水，如稀粥、面片汤等流质或半流质食物，症状好转后逐渐过渡到正常饮食。

（7）及时去医院治疗：腹泻严重者应尽快到医院看病治疗。

169. 什么是痢疾？

痢疾是由痢疾杆菌引起的肠道传染病，包括急性菌痢、慢性菌痢和中毒性菌痢三种类型。急性菌痢和慢性菌痢比较常见，病情进展缓慢，一般不会引起严重致命后果；中毒性菌痢比较少见，发病急、进展快，发现不及时容易导致死亡。典型的痢疾是以腹痛、里急后重、脓血便和大便次数多而量少为主要特征。一年四季都可以发病，但以夏秋季节多见。得了痢疾病人会出现稀便、脓血便，开始为稀便，继而出现黏液脓血便，有明显的下坠感，病人总想上厕所排大便，但又排不出多少大便或者没有大便排出，这种现象叫里急后重。如果急性菌痢诊断治疗不及时彻底，急性菌痢会转为慢性菌痢，患者身体虚弱，病程可反反复复持续几个月。目前对痢疾治疗效果比较好的抗生素有：氟哌酸、利复星等、头孢氨苄、头孢等，可以根据药品说明书上的指导选择服用。

170. 得了痢疾怎么办？

一旦出现痢疾症状，应尽快到医院就诊，避免出现中毒性菌痢和因治疗不当转为慢性。由于抗生素的选择以及疗程选择都需要专业的判断，故不建议在家治疗。如果坚持自己治疗，抗生素的应用时间要足够长，不要腹泻一停就停药，一般需坚持服药 5～7 天。目前较敏感的药物有：喹诺酮类（如氟哌酸、利复星等）、头孢菌素（如头孢氨苄、头孢呋辛、头孢克罗等）、氨基糖甙类（如庆大霉素、妥布霉素等）。如果使用某种抗生素 2～3 天无效应换药。另外，如果腹泻量较大，要注意补水补盐，在家治疗可以到药店购买袋装的口服补液盐。切不可禁食禁水。

171. 为什么要特别警惕中毒性痢疾？

中毒性菌痢是一种非常凶险的肠道疾病，多见于 2～7 岁的儿童，成人也有个别人发生。起病急，发展快，病情凶险。从病人出现精神不好到昏迷不醒可以在几十分钟内发生，如果看病不及时很可能导致死亡，因此，在夏秋季节应该特别注意中毒性痢疾。

中毒性菌痢是由痢疾杆菌产生的毒素引起，这种毒素可以通过吃了不干净的食物、或者某些变质的饮料等进入人体引起发病。所以，在夏季痢疾的高发季节，如果病人特别是儿童出现不明原因的发烧、没有着凉感冒，应该特别注意询问孩子吃了什么食物、喝了什么饮料等，如果孩子是在吃不干净的饮食、剩饭或者是在喝了某些饮料后的几个小时至十几个小时内出现了发烧，体温逐渐上升，或者伴有精神萎靡，不爱说话，眼皮睁不开等昏迷征兆，就要特别警惕中毒性菌痢的发生，应该及时到医院抢救治疗。

172. 艾滋病是怎么回事?

艾滋病是获得性免疫缺陷综合征的简称，英文缩写 AIDS。正常人受到 HIV 病毒感染后，身体内的一种 T 细胞受到病毒感染破坏，造成机体免疫功能下降或缺失，从而导致患者反复发生感染性疾病和恶性肿瘤，造成患者的死亡。该病在 1981 年在美国首先发现，其后在其他很多国家发现，到 1991 年，全世界的艾滋病病人估计有 40 万～150 万人，艾滋病病毒携带者有 900 万～1 500 万人，而且还在增加。现在，全世界平均每天有 14 000 人感染艾滋病病毒，超过 8 000 人死于艾滋病。目前，我国的 HIV 感染者已逾 80 万，并且呈现快速增长的趋势。艾滋病传播快、死亡率高，目前还没有研制出控制的有效疫苗，所以艾滋病已成为全世界关注的焦点之一，被列为最危险的疾病。

173. 艾滋病是如何传播的?

HIV传播途径包括：性交传播、血液传播（如输血、与静脉吸毒者共用针具、使用受污染的医院内重复使用的针具及拔牙工具等）和母婴传播途径。其他的传播途径目前还不清楚，但是已经有通过眼部黏膜感染的个别案例报道。性交传播不包括身体健康的夫妻之间的性行为，主要是不正当的性行为，如卖淫、嫖娼等，如果因为不正当的性行为而感染上艾滋病病毒，也会通过性行为而感染另一方；血液传播是指因为各种原因导致艾滋病病毒经过血液途径的传播，输入含有艾滋病病毒的血液，会使受血者感染，在我国有很多地区因为贫困而进行非法采血，采血的工具和采血的过程既不严格也不规范，这种行为本身一方面使采得的血液容易受到艾滋病病毒的感染，另一方面献血人也因为不规范的采血行为而受到艾滋病病毒的感染，因为需要输血而接受这种血液治疗的人也会因此而受到艾滋病病毒的感染。在我国因为这种非法采血导致献血的人和接受输血的人感染艾滋病病毒的人数占有很大部分。静脉吸毒者因为吸毒花去家庭的全部积蓄，为了继续吸毒，常常是多个人使用一个注射器给自己注射毒品，导致艾滋病病毒在吸毒的人群中传播；使用消毒不严格的针具、拔牙器具、刷牙用品等也可以传播艾滋病病毒。母婴传播是指感染了艾滋病病毒的孕妇会通过母体的胎盘和产道把艾滋病病毒感染给婴儿，患有艾滋病的母亲所生的小孩多数都是先天艾滋病患者。目前开展宣传教育，控制并切断传播途径，如禁毒、控制性行为传播、对血液及血制品进行严格检验及管理和防止医院交叉感染等社会学预防手段暂时还是预防 HIV 感染的主要措施。

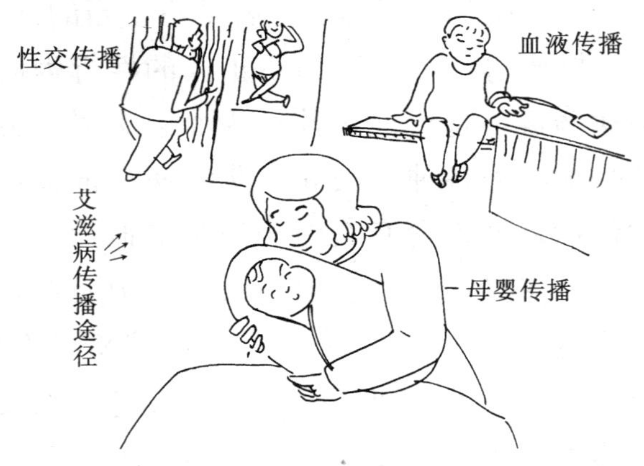

174. 如何知道自己是否感染艾滋病?

要想知道自己是否被艾滋病病毒感染，可以从三个方面考虑：首先是根据艾滋病病毒的传播途径考虑，自己有没有不良的性生活史、输血史以及到违规的诊所看病如拔牙等侵入性操作。第二是临床表现，分析自己有没有与艾滋病感染相关的表现。

第三是到医院进行 HIV 感染化验检查，主要是免疫学检查诊断，主要包括检测病毒抗原、抗病毒抗体、免疫细胞数目和功能等。病毒抗原主要出现在急性感染期和 AIDS 晚期，可作为早期或晚期病毒量的间接指标。艾滋病病毒感染初期，艾滋病病毒抗体检验常常是“阴性”的，最早是 6 周，一般是三个月或半年后才呈“阳性”反应。在潜伏期，病毒抗原检测常为阴性。抗 HIV 抗体检测是艾滋病的常规检测指标，是进行 HIV 感染初步筛查的主要方法。由于 HIV 感染对免疫系统的损害主要表现为 $CD4^+$ T细胞数量减少，所以 $CD4^+$ T 细胞数目检查是反映 HIV 感染患者免疫系统损害状况的最明确指标。美国疾病控制中心将 $CD4^+$ T 细胞计数作为艾滋病临床分期和判断预后的重要依据。当 $CD4^+$ T 细胞低于 500/μl，易发生机会性感染；低于 200/μl，则发生艾滋病即 AIDS。

175. 感染艾滋病病毒后为什么会导致被感染者的死亡？

艾滋病病毒（HIV）感染人体后，主要破坏人体免疫细胞中的 $CD4^+$ T 细胞，导致体内 $CD4^+$ T 细胞数量不断减少，导致人体免疫力极大下降。HIV 不仅直接杀伤破坏 $CD4^+$ T 细胞，还能影响 B 细胞、巨噬细胞、树突状细胞和 NK 细胞等免疫细胞的功能，最终使机体对各种病原体的防御能力降低，对肿瘤细胞的免疫监视能力降低，当病毒对免疫细胞的破坏累积到一定程度之后，患者逐渐失去对各种微生物的免疫力，失去对肿瘤细胞的识别和杀伤能力，最终因为反复发生感染或肿瘤而丧失生命。

176. 如何防治乳腺增生病？

乳腺增生是妇女常见病多发病之一，多发生在25～45岁。典型临床表现为乳腺疼痛，月经前疼痛明显，伴有乳腺肿块或结节。正常情况下，乳腺受卵巢的内分泌功能的影响，随着月经的周期变化，每月都有增生和复旧的变化。当内分泌功能失调时，可产生乳腺增生和复旧的不平衡而导致乳腺组织增生。绝大多数病人可自愈，极少数病人可能有恶变。

（1）乳腺增生一般不需要特殊治疗，若疼痛明显可在医生指导下服活血化淤药物如乳块消、乳康片、逍遥散等中成药。

（2）保持乐观、开朗的情绪。中医认为肝气郁结、气滞血瘀、内分泌失调是导致乳腺增生的根本原因，保持乐观开朗的情绪状态对于乳腺增生具有很好的防治作用。

（3）加强锻炼，每天坚持体育锻炼，可有效增强身体的血液循环，疏通经络。

（4）局部经络保健，肝经与乳房相通循行两胁，坚持进行胸部和两肋的拍打，每天10～15分钟，可以疏通经络，预防乳腺增生；对于乳腺增生伴有乳房疼痛，可以局部按摩为主，配合两肋的拍打，对于乳腺增生的治疗可以起到很好的辅助治疗作用。

（5）若有乳腺导管上皮明显异形增生者，应定期随诊观察。若乳腺肿块增长明显，应到医院检查，并随诊观察，以防癌变。

177. 常见的阴道炎有哪些？

阴道炎是最常见的女性生殖器官炎症，各个年龄阶段都可能出现。

幼儿性阴道炎多见于1～5岁的婴幼儿。常因在地上坐爬或进入异物而引起阴道发炎。病原体也可通过患儿的母亲或洗涤用品等传播。判断此类阴道炎症的依据是外阴红肿，阴道有流水样分泌物，同时伴有外阴瘙痒等。

老年性阴道炎多见于绝经后的老年妇女。由于卵巢功能衰退，雌激素分泌不足而致生理防御机能降低，致病菌乘虚而入引起感染，故又称“萎缩性阴道炎”。其症状表现是白带增多，呈黄水样，严重者可有血样脓性白带，外阴有瘙痒和灼热感。

月经性阴道炎多由月经期不注意经期卫生，特别是使用不干净的月经用品致使外阴受不洁之物污染引起。表现为会阴部有下坠和灼热感，阴道分泌物增多。

蜜月性阴道炎多见于新婚妇女。主要由于不注意性器官和性生活卫生引起。表现为白带增多，阴道内外痒痛，黏膜红肿。

化脓性阴道炎多见于阴道撕裂或产伤的妇女。表现为白带增多，呈黄脓样，带有腥味，阴道有灼热和痛感，黏膜红肿。

单纯性阴道炎最多见的原因是产后、流产后损伤，长期使用子宫托等机械性刺激或化脓菌的感染。此外，子宫或子宫颈的感染性分泌物经常刺激阴道黏膜也可引起单纯性阴道炎。

滴虫性阴道炎因为阴道毛滴虫的适应性很强，在半干的毛巾中能够生存一天，在 3～5℃的温度下能够生存 21 天，即使在自来水中也能够生存 5 天，所以此病在女性中是很常见的一种妇女病。它既可以通过男性携带者在性交过程中直接传染给女性，又可通过浴池、游泳池间接进行传染，还可以通过医疗器具间接地进行传染。

霉菌性阴道炎是由霉菌中的一种白色念珠菌感染而引起的，和滴虫恰恰相反，这种念珠菌在酸性环境中特别容易生长，一般是通过接触传播。

178. 怎样预防阴道炎？

预防阴道炎要从以下几个方面注意：

（1）不要长期使用护垫类卫生用品：大多数念珠菌性阴道炎患者有长期使用卫生护垫的习惯，这是引发念珠菌感染的重要因素之一。原因在于长期使用卫生护垫，会使外阴、阴道处于温暖潮湿的环境中，这是念珠菌生长的良好环境。可能有的病人没有使用卫生护垫，但是在月经期，由于各种原因更换卫生巾间隔时间过长，会引起外阴瘙痒、红肿甚至引起炎性肉芽增生，常被误认为是尖锐湿疣等疾病。因此提醒大家，不要长期使用透气性差的卫生用品，更不要被一些广告所误导。

（2）不要轻易破坏阴道内环境：现在有很多女性习惯每天清洗外阴和阴道，还喜欢用一些市面上销售的清洗用品，感觉这样才是讲卫生，其实这是一个很大的误区。频繁清洗会人为破坏阴道内的弱酸性环境，降低其原有的“自净”能力。而且使用不适当的清洗液，可能带来更多的麻烦，导致某种病原微生物的过度生长，从而发病。比如念珠菌感染时需要使用弱碱性清洗液冲洗阴道，酸性洗液只会加重病情。

（3）内衣宜宽松以棉质为主：很多女同志尤其是年轻女性，喜欢穿紧身内裤，外穿低腰裤或牛仔裤，导致透气差，这也是阴道念珠菌感染的诱发因素之一，尤其是曾经有念珠菌感染的病人，不合适的着装往往会诱发疾病或加重病情。建议穿着宽松内衣，而且以透气性好的棉质内衣为主，尤其在念珠菌性阴道炎发病期间，更应注意保持外阴干燥和透气。

（4）念珠菌感染最好夫妻同治：约有 1/3 的非妊娠期妇女和 2/3 的妊娠期妇女阴道内存在念珠菌。念珠菌作为阴道内长期存在的菌群，在环境适宜的情况下会迅速生长，诱发念珠菌性阴道炎，也可以通过性接触传播。单方面治疗往往难以彻底，相互间的传播会导致疾病反复，迁延不愈。因此，念珠菌感染最好夫妻同治。需要强调的是，念珠菌感染并不代表病人或家属就有不洁的性生活史，病人也不必有心理负担。

179. 服避孕药时有哪些常见问题？

避孕药主要成分为人工合成的甾体激素、雌激素和孕激素。服避孕药期间，发生阴道不规则出血，在医学上称之为“突破性出血”。引起的原因：

（1）漏服或未按规定服避孕药，使激素的含量不能保持在正常水平，以致子宫内膜发生脱落而引起阴道出血。

（2）避孕药片质量受损、开裂，使药物剂量不够，不足以维持子宫内膜正常状态而引起阴道出血。

（3）个体差异，如服避孕药后有的妇女体内不能立即适应而引起阴道出血。不同原因引起的阴道出血，需区别处理：①如果出血发生在月经的前半周期（1～14 天），可从出血那天起，每天加服炔雌醇 1～2 片，与原避孕药同时服用到第 22 天停药。如果出血发生在月经的后半周期（14～28 天），可从出血之日起，每天加服短效口服药半片至 1 片，与原避孕药同时服用到第 22 天停药。②如果阴道出血期已接近月经期，即发生在服用最后几片避孕药时；或出血多，又自行停药，则把这时出血作为一次月经来潮，按来一次月经处理，待月经的第 5 天开始口服下一个周期的避孕药。如果采用加服炔雌醇来防止阴道出血，一般要连续加服 3 个月经周期，然后停止加服。③如果停止加服后又出血，还可同法加服炔雌醇。若不想再加服，则可调换药品，即原来口服短效避孕药 1 号发生阴道出血者，可改服 2 号或 0 号，原来口服短效避孕药 2 号或 0 号发生阴道出血者，可改服 1 号，但必须服完一个周期即 22 天的药后，方可调换改服另一种避孕药。

180. 上环避孕比药物避孕有哪些优点？

目前我国使用节育环避孕的妇女达 5 000 多万人，占所有采取避孕措施妇女的 40%左右。节育环之所以被广大育龄妇女选择，是因为节育环避孕具有很多优点。①节育环避孕时间长、放置简便、痛苦小，放置后避孕的效果好；②它不像避孕药那样要天天服药，也不需要在每次性交前戴避孕套或在阴道内放置阴道隔膜、外用避孕药等；③节育环不会影响机体本身内分泌功能，不影响生育能力，当避孕者需要生育时，将节育环取出就可以恢复生育能力。

181. 什么是紧急避孕？

紧急避孕是为了防止性生活后怀孕的一种补救措施。所谓“紧急”情况是指在性生活时没有采取任何防护措施，或采用的防护方法失败，如使用避孕套不当，避孕套破裂、滑脱；忘记吃避孕药；宫内节育器脱落；或遭人强暴等。为了防止怀孕，这时候可以采取一些紧急避孕的防护措施作为补救，如口服紧急避孕药或放置宫内节育器，以免发生妊娠。紧急避孕药必须在性生活后 72 小时之内采取措施才有效，而且服药一次只限在短时期内有效，不能再有无保护的性生活。放置宫内节育器作为紧急避孕措施要在 5 天内放置。需要注意的是，服用紧急避孕药仍有 2％的失败率，而且服药后约有 30％的人下次月经可能会提前或推迟，因此，不宜将紧急避孕药当作常规的避孕方法使用。采用紧急避孕后，一旦下次月经来潮，应尽快采取可靠有效的避孕措施。

182. 紧急避孕法有哪些？

经过试验的紧急避孕法超过 12 种，其中已明确有效的紧急避孕药主要有左旋诀诺孕酮和正在研究中的低剂量米非司酮。前者商品名又叫毓婷、慧婷，属非处方用药，每片含左旋炔诺孕酮 0.75mg，房事后尽快服一片，间隔 12 小时后再服一片。该药很有可能是人类迄今为止最有希望的紧急避孕药物，高效、简便、安全是其优点，价格亦较便宜，每次仅需口服 25mg 米非司酮 1 片即可。性生活后 5 天内放置带铜的宫内节育器作为紧急避孕，高度有效。特别适用于对上述激素方法禁忌的妇女或计划继续使用宫内节育器作为长期避孕方法的妇女，并且对同一时期内以后的性生活均有保护作用。

183. 要做好紧急避孕需要注意哪些问题？

要做好性生活后的紧急避孕需要注意以下几个问题：

（1）要有时间观念。已有研究资料表明，服药越早效果越好，不要延误时机，药物避孕不能超过 72 小时，尤其是正当排卵期同房，更应尽早服药。

（2）紧急避孕是一种临时性补救措施，而且必须按指导在规定时期内服用，它不能替代常规避孕方法，其原因：一是紧急避孕不如常规避孕效果好，前者效果使 80%～85%妇女避免妊娠；二是紧急避孕药左旋炔诺孕酮（毓婷）较常规口服避孕药剂量大 10 倍，如果在每次房事后重复使用，长此以往将会对身体健康有影响；三是急避孕药对月经周期有一定改变，可能提早或延迟，多次重复服用紧急避孕药，则会导致月经紊乱、出血延长，给妇女生活、工作带来不便。

184. 紧急避孕对预防性病、艾滋病有作用吗？

紧急避孕对预防性病、艾滋病毫无作用。现在许多女性，特别是未婚女性，在发生性行为前没有足够的保护措施，而在事后把紧急避孕药当成万能法宝，以为事后服药自然万事大吉，一个月内反复多次服用，个别人甚至当成一般避孕药经常服用，结果等于过量服药，对身体健康自然会造成损伤。并且紧急避孕药对月经周期有一定改变，可能提早或延迟，多次服用会导致月经紊乱、出血延长。如果在服药过程中出现了异常，应该到医院作妊娠排除试验。

185. 什么是子宫肌瘤？

子宫肌瘤主要由子宫平滑肌细胞增生而形成，

是女性生殖器最常见的一种良性肿瘤，只要没有引起癌变，对健康无大碍。妇女疾病中，子宫肌瘤相当常见，可是一般女性似乎对它了解不深。这里，列下一些妇女常发出的疑问，并予以解答。

三四十岁的中年女性，特别是未育、性生活失调和性情抑郁这三类女性更容易发生。子宫肌瘤的具体原因目前还不十分明确，但研究表明，激素分泌过于旺盛，是导致子宫肌瘤的最普遍原因，而女性的这三种行为模式，是造成内分泌紊乱，导致激素分泌过剩的罪魁祸首。多数没有症状，少数表现为阴道出血，腹部触及肿物以及压迫症状等。如发生蒂扭转或其他情况时可引起疼痛。以多发性子宫肌瘤常见。本病确切病因不明，现代西医学采取性激素或手术治疗，尚无其他理想疗法。子宫肌瘤确切病因不明，可能与体内雌激素水平过高，长期受雌激素刺激有关。由于子宫肌瘤生长较快，当供血不良时，可以发生不同变性。肌瘤愈大，缺血愈严重，则继发变性愈多。

186. 子宫肌瘤是否需要手术切除？

并不是所有的子宫肌瘤都需要立即进行手术切除，对于较小的子宫肌瘤，患者本人没有什么明显的不适感觉，可以暂时不进行治疗或者采用中西医结合的方法进行保守治疗。子宫肌瘤属于下列情况需要考虑手术治疗。①子宫肌瘤生长部位，在子宫腔黏膜层下者，引起患者月经血过多；或者肌瘤生长在输卵管入口处，会影响受孕，需要动手术切除肌瘤。②并发症的严重程度：子宫肌瘤造成的并发症有经血过多、疼痛、不孕、流产、早产、压迫性症状如尿频或小便困难等。如果并发症状严重，需要考虑手术治疗。通常60%～90%的肌瘤没有任何症状。③子宫肌瘤发生癌变几率的高低，通常快速长大的肌瘤有27%发生肉瘤，肉瘤是癌症中恶性度很高的肿瘤，需要手术切除治疗。

187. 子宫长肌瘤是否需要将子宫切除？

基本上，大多数的肌瘤无须动手术，需要动手术的话，也只是将肌瘤切除即可。只有并发症较严重的患者，或是年龄大可疑有恶变者才需要切除子宫。子宫肌瘤合并有腺肌症者，这类肌瘤与单纯的肌瘤不同，会经常发生严重的疼痛或经血过多的并发症。因此，并发症的严重性、患者的年龄、生育的需要等，是决定是否要动手术切除子宫的关键。如果你患的子宫肌瘤没有任何症状，又没有严重并发症，也没有癌变迹象，那么你大可不必选择承受动手术的皮肉之苦。手术的方式有经腹部手术，经阴道手术及腹腔镜手术，你可以和医生充分沟通后决定手术方式。

188. 子宫颈癌可以预防吗？

最近5年，宫颈癌发病年龄明显呈现出年轻化趋势，目前子宫颈癌仍是女性生殖道恶性肿瘤发病率的首位，且有较高的病死率。其中人乳头瘤病毒（HPV）的长期持续感染，已成为宫颈癌的主要病因之一，人乳头瘤病毒已成为继乙肝病毒之后又一重要的病因病毒。从高危型人乳头瘤病毒感染到子宫颈癌前病变，其发生要经过数年到十几年的时间；而由宫颈癌前病变到子宫浸润癌，还要经过一段较长的过程。在这段时间里，对高危型人乳头瘤病毒的检测可以预警；同时进行子宫颈脱落细胞学检查，可以早期“侦察”到子宫颈癌前病变和子宫颈癌。早期宫颈癌的治愈率达100％。宫颈防癌细胞学检查（TCT）检查的目的是检查宫颈是否有癌细胞改变，是否有滴虫，霉菌，细菌的感染。有性生活史的妇女都要加强防癌意识，每年接受一次妇科检查。杜绝多个性伴侣，注意性器官的卫生和清洁，是避免子宫颈癌“纠缠”的关键一环。

189. 如何处理手部外伤出血？

日常生活及工作中手部的活动比较多，常有刺伤、切割伤、挤压伤、撕脱伤等受伤类型，多数会出现外出血，现场如何处理非常重要。

（1）止血：局部加压包扎是手部创伤最简单有效的止血方法。可直接压迫伤口处或按压手指两侧面，或使用具有弹力的条状物作为止血带，捆扎在上臂上 1/3 部位进行止血，捆扎在其他部位无止血作用，反而加重出血，且有损伤神经的危险。

（2）包扎伤口：用无菌敷料或清洁布类包扎伤口，防止伤口进一步被污染，伤口内不要涂抹药水或撒消炎药物，尤其是带有颜色的药水。

（3）抬高伤肢：在可能情况下，将受伤的手抬高到心脏位置以上，可减少出血。

（4）速去医院进一步治疗：手部外伤经过简单包扎处理后，要尽快到医院进行诊治，即使骨折，也要到医院进行检查处理。因为医生不但要对伤口进行清创换药、缝合等基本处理，还需给受伤的人肌肉注射破伤风及应用抗生素等治疗，以防止破伤风的发生和伤口化脓感染。术后还需抬高伤肢，减轻肿胀，定期到医院复查。

190. 受伤后异物存留怎样处理？

受伤后经常会有异物存留在机体内，常见的异物有木刺、石子、玻璃、机针，甚至可以有刀子、钢筋等异物，现场如果处理不好，会导致严重后果。

（1）遇有异物的外伤，不要立即取出异物，以免造成出血较多，甚至发生大出血。

（2）没有异物尾端外露的外伤，简单止血后立即到医院就诊。

（3）有异物尾端外露的外伤，应在异物外周加以保护固定，以免异物晃动加重组织损伤。

（4）医院内处理：一般需要做 X 线片检查，明确异物情况，从而决定治疗方案。

191. 现场如何处理四肢骨折？

受伤后出现四肢剧痛、出现畸形，不敢活动，多有骨折的可能。现场处理得当，可减轻病人疼痛，减少再损伤，便于运输。因此遇到四肢骨折时应该注意以下事项：

骨折了，先帮你用夹板捆扎
固定一下，一会儿去医院。

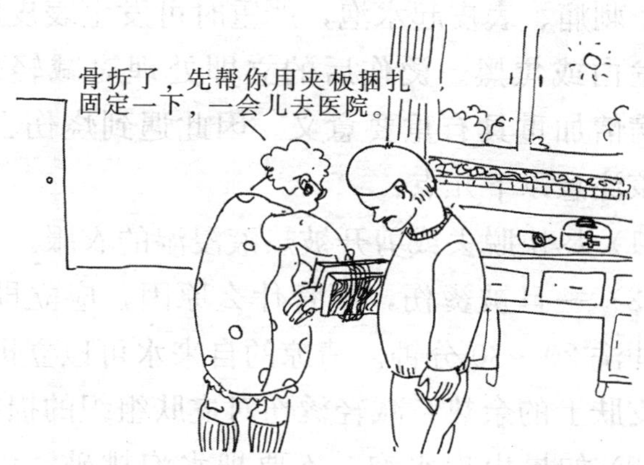

（1）前臂骨折可用夹板、纸板、杂志等进行捆扎固定，肘部屈曲 90°用绳子绕过脖颈部进行悬吊。

（2）上臂骨折也可用夹板、纸板、杂志等进行捆扎固定，可将患肢捆绑在身体上。

（3）下肢骨折可用夹板、木棍等进行捆扎固定，也可将双下肢捆绑在一起。

（4）若有骨折断端外露，用无菌单或干净布料包扎，然后再用上述方法进行固定。不要试图将骨折断端推回到肌肉中去。

（5）尽快去医院诊断治疗。需要进行 X 线片检查，明确骨折情况，决定治疗方案。

192. 烫伤后如何处理？

因不慎或意外，人们常会被火、开水、热油、热汤、蒸汽等烫伤或灼伤。烫伤或灼伤后局部皮肤红肿、刺痛、表皮起水泡，严重时可发生表皮脱落，创面发白或焦黑。烫伤后的立即处理对减轻伤痛、防止病情加重具有重要意义。因此遇到烧伤、烫伤时应该注意以下几点：

（1）尽快脱去或剪开被热液浸湿的衣服。

（2）一旦被烫伤，不管什么原因，应立即用自来水冲洗 20～30 分钟。清凉的自来水可以立即中和残留皮肤上的余热，减轻烫伤对皮肤组织的损害。

（3）如果出现水泡，不要把水泡挑破，以免发生感染；如果水泡已破，也不要将皮肤撕掉，可用抗生素软膏外涂患处。

(4) 不要擅自用土方（如老鼠油、酱油、牙膏、麻油）外涂，以防污染创面引起感染。

193. 早晨起床后颈部疼痛如何处理？

因睡眠时头颈部位置不当，使颈部肌肉被持续牵拉，晨起后出现颈部急性疼痛，俗称为“落枕”，疼痛可放射至后脑部或肩部，颈部僵硬，头向一侧偏斜，头颈不敢活动，转动头部常需连同躯干一同转动。

(1) 颈部制动：可佩戴颈托或进行颌枕带牵引。

(2) 推拿及按摩：可快速解除疼痛，恢复颈部正常运动。

(3) 理疗及针灸：可促进恢复。

(4) 药物治疗：口服止痛药、活血化淤药物及外用膏药等治疗。

194. 患有颈椎病应如何防治？

颈椎病是指颈椎间盘退变及其继发性椎间关节退变所导致的脊髓、神经、血管损害而表现出的相应症状和体征。可分为神经根型、脊髓型、椎动脉型及交感型。主要表现有：

神经根型：颈肩部疼痛，可向上肢放射，皮肤可有麻木、过敏等感觉异常。

脊髓型：颈痛不明显，而以四肢乏力，行走、拿东西不稳等症状出现最早。

椎动脉型：眩晕、头痛、视觉障碍、猝倒等表现。

交感型：可有头痛、头晕、眼花、流泪、恶心呕吐、心跳加速或减慢等表现。

(1) 颌枕带牵引：适用于脊髓型以外的各型颈椎病。每日数次，每次1小时，2周为一疗程。

(2) 颈托和围领：用以限制颈椎过度活动。应用较多的充气型颈托，还有一定的牵引作用。

(3) 推拿按摩及理疗：可改善局部血液循环。推拿按摩不适于脊髓型颈椎病。

(4) 药物治疗：目前尚无颈椎病的特效药物，所用药物均属对症治疗。

(5) 手术治疗：对于非手术治疗无效，或反复发作者，或脊髓型颈椎病症状进行性加重者可行手术治疗。

195. 如何防治肩周炎？

肩周炎多见于40岁以上的中老年人，是由于肩关节周围的滑膜组织、韧带、肌肉、肌腱或神经等发生慢性损伤性炎症所引起，称为“肩周炎”。典型表现肩部酸痛，手臂不能上举，上举时肩部疼痛加剧，在肩前、肩外侧、肩后可摸到压痛点。

(1) 功能锻炼：每日进行肩关节的主动活动，

如患侧上肢前后摆动，或以肩关节为轴心进行手臂转动等。

（2）理疗与推拿：可减轻疼痛，有助于增加肩关节活动范围。

（3）药物治疗：可口服非甾体消炎镇痛药（如芬必得等）及外用膏药治疗。

（4）痛点注射：痛点局部封闭，可明显改善症状。

196. 牵拉小儿上肢后出现肘部疼痛应如何处理？

此病多因5岁以下的小儿前臂被猛力牵拉所致，称为："桡骨小头半脱位"。表现为患儿哭闹不止或肘部疼痛，肘关节轻度屈曲，不敢用该手拿东西和活动肘部，患处拒绝别人触摸。该病如何防治尤为重要。

（1）避免直接牵拉患儿手及腕部，应连同衣服一起牵拉。

（2）患儿出现上述表现，应立即带患儿到医院就医。

（3）医院治疗：不用拍X线片，由医生进行手法复位即可。

197. 出现肘部外侧疼痛应如何应对？

此病多由于肘部外侧的肱骨外上髁出现慢性损伤性炎症所致，称为："肱骨外上髁炎"，又称"网球肘”。多见于长期、反复用手和腕部劳动或工作的职业，如家庭妇女、砖瓦工、木工、网球和羽毛球运动员。

（1）急性期要适当休息患肢。

（2）可用理疗方法来减轻局部症状。

（3）可外用膏药及口服非甾体消炎镇痛药减轻疼痛。

（4）严重者可做手术治疗。

198. 手腕部及足背出现肿物如何处理？

此病多是由于手及足部的关节或腱鞘内的滑液增多所形成，称“腱鞘囊肿”。肿物为半球形，表面光滑、基底固定，橡皮样硬度，无明显压痛。可随腕部及足背屈伸出现突出明显。一般需由医生确诊。

（1）可用力挤压，将囊壁挤破，肿物消失，但还可能复发。

（2）用粗针头吸尽囊内液体，然后向囊内注射强的松龙并加压包扎。

（3）利用手术方法完全切除肿物。

199. 患有腰椎间盘突出症应如何治疗？

腰椎间盘突出症为两腰椎之间，或腰骶椎之间的髓核从断裂的纤维环中突出，压迫脊神经根，而引起腰腿疼痛。此病多见于青壮年，发病与腰椎间盘退行性变化和急慢性损伤有关。主要表现为腰痛，一侧腿的后外侧麻木、疼痛，咳嗽、喷嚏、大便用力时疼痛加重。

（1）抬重物时注意腰部的保护，平时应注意床垫的硬度。

（2）急性发作时卧硬板床，可使用腰围。

（3）骨盆牵引是该病的主要保守治疗方法，结合理疗、按摩效果更佳。

（4）医疗体操可增强腰背肌的力量，是巩固疗效，减少复发的重要手段。

200. 如何防治腰椎骨质增生？

骨质增生是指在骨关节或脊椎所生成的骨性赘生物，即通常所说的骨刺。骨刺多出现在活动度最大、负重最重的第4、5腰椎及第1骶椎等部位。其形成原因多与老年骨关节退行性改变有关，临床表现为晨起腰部僵硬，稍加活动后疼痛可缓解。但过多活动又加重，坐位及卧位时症状缓解或消失，有时伴有下肢麻木，可发生于一侧或两侧。

（1）避免久坐，特别禁忌长时间打麻将。

（2）长期伏案工作者。每工作一段时间要适当地活动腰背部。

(3) 要预防外伤，在改变体位时动作要慢。

(4) 可适当地进行锻炼，少量多次，动作要缓慢。

(5) 避免弯腰搬运重物，适当减轻劳动强度，注意劳动姿势。

(6) 睡硬板床休息，可减轻疼痛。

(7) 注意腰部臀部保暖，防止受凉，尽量不要感冒。睡前坚持用热水泡脚至发红。

(8) 不宜食寒性食物，宜多吃核桃肉、枸杞等补肾食品。要戒烟，并要控制体重。

(9) 进行腰部自我按摩，也可进行推拿治疗，局部热敷或洗热水澡对缓解疼痛也很有帮助。也可采用低频脉冲治疗仪治疗，或外用贴敷剂治疗。

201. 患有胆石症应如何应对?

胆石症是胆囊、胆道发生结石的疾病，按结石成分又分胆色素结石、胆固醇结石和混合性结石三种。主要表现有上腹部绞痛、发热和黄疸，疼痛往往在饱餐后或进食高脂肪食物后发作，并向右肩胛部放射。治疗原则是设法去除结石，疏通胆管，消除感染。

(1) 非手术治疗，可用溶石药物和中药治疗。选用溶石疗法和体外震波碎石疗法的患者应定期复查，了解结石的大小、位置变化。

（2）手术治疗，胆囊切除术为根本疗法，70%的患者可得到良好的远期疗效。

（3）平时宜进食粗纤维食物，保持大便通畅；忌食高脂肪、高胆固醇类食物。

（4）如发生上腹部剧痛或出现黄疸时，应立即就医，不要自己随意用药。

202. 患有痔疮应如何保健？

痔是指直肠下端和肛门处静脉曲张形成的静脉团块。痔的形成与从事久坐或久立工作的人，妇女怀孕，经常便秘、腹泻的人较容易患痔。痔可分为内痔、外痔和混合痔。外痔多无症状，有的表现为肛门处突然出现疼痛，可呈剧烈疼痛；内痔多在劳累、腹泻、大便秘结或进食刺激性食物后出现，大便时带鲜红色血液，可无疼痛，如内痔脱出溃烂时则可疼痛。常见的治疗方法有药物治疗、注射治疗、结扎疗法、手术治疗等多种手段。

（1）保持大便通畅，多食含纤维素的食物，如粗粮、蔬菜。少吃辛辣刺激性食品。

（2）养成每日按时大便的习惯。一般在早晨起床后或早餐后排便较合乎生理要求。

（3）便后清洗肛门，保持肛门处的清洁。

（4）便秘时可用适量通便的缓泻剂。

（5）尽量避免久坐或久站，注意参加体育活动。

（6）出现便血时，应去医院看医生，在医生指导下进行治疗。

203. 如何防治泌尿系结石？

泌尿系结石常见于男性，可分为肾结石、输尿管结石、膀胱结石和尿道结石。病因与异物、梗阻、感染、营养障碍、内分泌及代谢失调等因素有关。主要表现为剧烈疼痛、血尿，继发感染时，还可引起发热。

（1）多饮水，每日进水量 2 000～3 000 毫升（相当于医院输液用的盐水瓶 4～6 瓶），炎热夏季可增加到 4 000～5 000 毫升。每日至少保持 2 000 毫升以上的排尿量。

（2）避免饮用高硬度水，可饮用磁化水。

（3）少吃含钙食物，如海带、黑木耳、豆类、牛奶。少吃含草酸丰富的食物，如菠菜、芹菜、草莓，少吃动物肝脏、海产品，少吃糖。

（4）尿路结石易反复发生绞痛、感染，甚至引起尿路积水，导致肾功能减退。有结石应到医院就医，在医生指导下治疗。

204. 怎样治疗前列腺增生症？

前列腺增生症是老年男性常见的疾病之一。表现有尿频、夜尿增多，排尿乏力，尿末滴沥。受凉、劳累、饮酒等可诱发排尿困难，甚至急性尿潴留，反复发作可影响肾功能。

（1）生活起居规律，忌饮酒及辛辣食物，保持大小便通畅，减少前列腺充血水肿。

（2）无症状者，可观察；检查残余尿<50 毫升，可服药：保列治 5 毫克，每日一次，哈乐 0.2 毫克，每晚一次。

（3）定期作直肠指诊及 B 超，了解前列腺大小变化及有无结节肿块。

（4）如残余尿>50 毫升，有过尿潴留等症状应手术治疗。

（5）有效的治疗方法是手术摘除增生的前列腺，可选择经尿道前列腺电切或开放手术。

205. 如何防治膀胱炎？

膀胱炎是膀胱的炎症，女性发病率明显高于男性。常由侵入尿道的细菌感染膀胱引起。膀胱炎分急性和慢性，致病菌以大肠杆菌最常见，其次是葡萄球菌。膀胱炎常伴有尿道炎。本病主要症状为：排尿时尿道烧灼或刺痛感、尿频、尿急、血尿、脓尿。慢性膀胱炎上述症状较轻，但经常反复发作。

（1）注意个人卫生，保持外阴部清洁。并经常清洗外阴部。

（2）急性膀胱炎时，应卧床休息，并大量饮水，增加排尿次数。

（3）服用抗生素治疗，最好在医生指导下规范用药。

（4）为预防性交后引起的女性膀胱炎，建议在性交后立刻去排尿。

206. 面部出现硬结怎么办？

面部出现的硬结多为红、肿、痛的小硬结，逐渐肿大呈椎形隆起，称为“面疖”。几天后中央因组织坏死液化成脓，在顶端形成黄白色脓栓，再过几天后脓栓脱落排出脓液后炎症消退而痊愈。

（1）保持皮肤清洁。

（2）早期涂擦络合碘，外敷鱼石脂软膏等。

（3）严禁挤压，以免引起颅内静脉炎。

（4）已有脓头时可涂苯酚，有波动时应及早切开引流。

207. 指甲旁出现红肿疼痛应如何处理？

指甲旁一侧或两侧出现红肿疼痛，称为“甲沟炎”。多因微小刺伤、挫伤、倒刺逆剥或剪指甲过短等损伤而引起。临床表现有指甲旁一侧或两侧出现红肿疼痛，并有触痛。

（1）剪指甲不可过短或逆剥倒刺而伤及软组织。

（2）微小伤口可外涂碘酊消毒。

（3）有明显触痛时，应拔除残留的指甲。

（4）早期可外用碘酊、鱼石脂软膏或三黄散等消炎消肿。

（5）已有积脓时应行拔甲术。

208. 颌下、颈部、腹股沟触摸到有触痛小肿物应如何处理？

在颌下、颈部、腹股沟区触摸到有明显触痛的小肿物时，多为“急性淋巴结炎”。肿物多为椭圆形，可有明显触痛，可有活动度。

（1）可采用热敷或外用药物治疗。

（2）应用抗生素治疗。

（3）已有脓肿时行切开引流术。

209. 小腿皮肤出现红肿热痛应如何处理？

小腿皮肤出现片状红肿，伴有热痛，称为“丹毒”，是局部皮肤及其网状淋巴管的急性炎症。主要表现有患处烧灼样疼痛，出现边界清、稍高出皮肤的鲜红色片状红斑，手指轻压褪色，松手后很快复红。

（1）休息，抬高患肢。

（2）积极治疗足癣。

（3）局部用50%硫酸镁溶液湿热敷，可消炎消肿。

（4）应用抗生素治疗。

210. 突发关节剧烈疼痛，关节不能活动怎么办？

突然发生关节剧烈疼痛，关节固定在某一位置，即关节出现交锁，多由关节内游离体（又称“关节鼠”）所致。

（1）应立即到医院就诊。

（2）X线拍片检查。

（3）医生可用手法解锁。

（4）可用止痛活血等药物治疗。

（5）有明确游离体的应行手术治疗。

211. 狗、猫咬伤后应该怎样处理？

被狗、猫咬伤后，必须要防止狂犬病发生，以免因为狂犬病发生引起死亡。被猫狗咬伤后要注意以下几点：

（1）伤口处理：先用20%肥皂水或大量无菌水反复冲洗伤口，尽量把伤口内的细菌和狂犬病毒冲洗掉，然后再去医院进一步处理。

（2）注射预防狂犬病的药物：凡是被猫狗咬伤

有出血，一定要到医院注射预防狂犬病的药物。预防狂犬病的药物有两种，狂犬病疫苗和狂犬病免疫血清。一般较轻的咬伤，可以注射狂犬病疫苗就可以，严重的咬伤需要注射狂犬病免疫血清和狂犬病疫苗两种针药。

（3）按照狂犬病预防规律进行预防注射：根据医生意见注射狂犬病疫苗和使用抗生素。狗猫咬伤后注射狂犬病疫苗，需要在不同时间连续注射几次才能有效，不能因为忙或者怕麻烦不按狂犬病预防的规律注射。因为狂犬病一旦发生，治疗非常困难，死亡率很高。狂犬病疫苗是预防狂犬病发生最好的方法。

212. 蜂、蝎蜇伤后如何处理？

蜂、蝎蜇伤后，因为蜂、蝎含有毒素，可引起局部红肿、剧烈疼痛及全身反应，如荨麻疹、头晕、麻木等，甚至出现高烧寒战、昏迷、呼吸困难等表现，可导致生命危险。

（1）黄蜂蜇伤后用食醋局部冲洗；其他的蜂蜇伤用碱性溶液冲洗，如加少量碱面的干净水溶液冲洗。

（2）蜂刺、虫爪留在伤口内，尽可能迅速拔除。

（3）严重者去医院治疗：根据医生建议使用抗生素治疗，或给予镇静、止痛、补液、抗过敏治疗。

213. 在家里处理扎伤碰伤时要注意什么?

在地里干活被脏东西扎伤、碰伤时要注意防止破伤风的发生。破伤风是由破伤风杆菌产生的破伤风毒素引起的疾病，一旦发生破伤风很难治疗，死亡率极高。泥土中有破伤风杆菌的芽孢，人被脏东西扎伤、割伤、碰伤时，会把泥土中的病菌带到伤口里，在伤口中病菌繁殖产生破伤风毒素引起破伤风，主要表现为全身抽搐。破伤风病一旦发生，没有特效药物可以治疗，因此破伤风死亡率很高。破伤风不是在受伤的时候发生，通常是在伤口愈合较长时间后发生，因此不被很多人重视。有很多人受了伤，自己包扎，自己选择吃些药或者到村里卫生室拿一些抗生素服用，不做破伤风的预防，这样做是非常危险的。预防破伤风的方法很简单，只要到医院注射预防破伤风的药物就可以有效预防，价格很便宜。

214. 哪些疼痛需要尽快到医院治疗?

生活中会遇到胸痛、腹痛发生，有些类型的胸痛、腹痛常常是威胁生命的严重疾病的表现，熟悉威胁生命的严重疾病的常见表现，及时到医院治疗，可以避免很多因为治疗不及时或来不及抢救引起的死亡发生。

（1）突然发生胸痛、憋气，常见有心脏病和自发性气胸。有高血压、心脏功能不好的人突然发生胸痛、憋气，要考虑到心脏病，尽快到医院内科看病。有慢性肺部疾病的人突然发生胸痛、憋气、呼吸困难等症状时要考虑到自发性气胸的发生，应该尽快到医院外科就诊。

（2）腹部疼痛要警惕急性胰腺炎、急性阑尾炎及肠梗阻等疾病的发生。吃完饭后发生中上腹部不舒服、疼痛并向腰背部放射时，要警惕急性胰腺炎的发病。如果患者在暴饮暴食、过量饮酒后出现上腹部持续性的剧痛，应该尽快到医院外科看病。腹部疼痛先出现在脐周或中上腹，然后转为右下腹疼痛，腹痛为持续性，多见于急性阑尾炎。腹痛伴有肛门停止排气排便，呕吐，要警惕肠梗阻的发生。遇到上述持续性腹痛发生时，应该尽快到医院就诊。

215. 饭后中上腹不适并放射到腰背部，要警惕什么病？

饭后中上腹不适并放射到腰背部，要警惕急性胰腺炎的可能。胰腺炎是胰腺因胰蛋白酶的自身消化作用而引起的疾病。常见原因有胆道疾病、过量饮酒、暴饮暴食、血液循环障碍、感染因素等。急性胰腺炎的临床特点是突然发作的持续性的上腹部剧痛，伴有发热、恶心、呕吐，血清和尿淀粉酶活力升高，严重者可发生腹膜炎和休克。因此在日常生活中要避免酗酒及暴饮暴食，积极治疗胆管疾病和蛔虫病，尽量避免急性胰腺炎的发生。如果患者在暴饮暴食、过量饮酒后出现上腹部持续性的剧痛，要警惕是否是急性胰腺炎，需要立即到医院看病治疗。怀疑自己是急性胰腺炎时：

（1）立即到医院就医，做B超、血尿淀粉酶检查，明确诊断。

（2）禁食及胃肠减压时，宜输入营养物质（如合成营养液）并根据胃肠减压及出液量补充水、电解质等，以维持水电解质平衡。

（3）利用善宁抑制胰腺分泌。

（4）经保守治疗无效时应考虑手术治疗。

216. 疼痛由脐周、中上腹转为右下腹，要警惕什么病？

疼痛先出现在脐周或中上腹，后转为右下腹疼痛，多见于急性阑尾炎。发病原因常见于：①阑尾管腔梗阻。在阑尾狭窄的管腔内由于粪石、食物残渣、毛发团块、肠道寄生虫滞留，阑尾发生损伤而肿胀、扭曲。②阑尾壁上有丰富的淋巴组织，病菌可经血循环进入阑尾引起急性炎症，发生红、肿、疼痛。③饮食生冷和不洁食物、便秘、急速奔走、精神紧张，导致肠功能紊乱，妨碍阑尾的血循环和排空，为细菌感染创造了条件。常见的致病菌有大肠杆菌、厌氧菌。④另外饮食习惯、生活方式也与阑尾炎发病有关。

主要症状是腹痛，多半开始在脐周围、上腹部疼痛，以后逐渐加剧，经数小时后疼痛转移至右下腹部。腹痛性质变为持续性。剧痛时病人真不起腰，可伴有恶心呕吐、发热、食欲减退，如把手慢慢压下去，然后突然移开，发炎的阑尾撞击邻近的内脏而激发出疼痛，医学上称为“反跳痛”。大多数病人均有一个明显的阑尾压痛点。由于病变刺激阑尾的感受器，冲动传入中枢，会反射性地引起腹壁肌肉收缩，表现为右下腹部肌肉紧张。需行血常规及B超等检查。治疗方法如下：①基础治疗：包括卧床休息，控制饮食，适当补液和对症处理等。②抗菌治疗：选用广谱抗菌素（如氨苄青霉素，头孢霉素）和抗厌氧菌的药物（如灭滴灵，替哨唑）。③中药治疗：如阑尾清解汤等。④手术治疗：手术时机选择在急性期3天内最佳，或急性期症状体征消失后3月后。

217. 肛门停止排气排便，且有腹痛、呕吐，要警惕什么病？

肛门出现停止排气排便，且有腹痛、呕吐等表现多见于肠梗阻。肠梗阻是指肠内容物在肠道中通过受阻。为常见急腹症，可因黏连、肿瘤、便秘、柿石等多种因素引起。起病初，梗阻肠段先有解剖和功能性改变，继则发生体液和电解质的丢失、肠壁循环障碍、坏死和继发感染，最后可致毒血症、休克、死亡。当然，如能及时诊断、积极治疗大多能逆转病情的发展，以致治愈。腹部阵发性绞痛、呕吐、腹胀、停止排便、排气、肠型、肠鸣音亢进、气过水声是诊断肠梗阻的依据。最后，X线检查可以证实临床诊断。治疗措施如下：

（1）禁饮食、胃肠减压，纠正水、电解质紊乱、酸碱平衡失调等方法。

（2）还可采用中医中药治疗。

（3）手术治疗：经保守治疗无效者或确诊肿瘤引起者等应行手术治疗。

218. 慢性便秘应如何保健？

很多人会发生慢性便秘，多数人没有明显不舒服的症状，只是排便次数少，2～3天一次，这种便秘称为习惯性便秘。有些便秘的人伴有食欲减退、口苦、腹胀、嗳气、乏力等表现；便秘严重者可以出现腹胀、腹痛等表现。预防便秘可以从以下几个方面着手：

（1）注重饮食保健：多吃蔬菜、少吃含油脂多的食物，用绿茶、绿豆汤、豆芽这些可以解毒的食物逐渐清理体内毒素；节制饮食，不让自己过饱，改善肠道功能；每天早晨起床后，先喝1～2杯温开水；减肥茶、芦荟胶囊、蜂蜜水、麻仁、大黄等疏通肠道。

（2）经常按摩腹部：每天睡觉前按摩腹部，顺时针按摩腹部50～100下、逆时针按摩腹部50～100下，可以改善肠蠕动，促进排便，同时帮助调理腹部脏器功能。

（3）经常用热水或中药泡脚：如选用具有疏通经路、温里散寒的中药煮水泡脚。

（4）中医中药调理：饭后经常发生腹胀、腹痛的便秘患者，多是脾胃等脏腑功能失调，应该找中医大夫开药进行调理。

（5）增加体育锻炼：如跑步、跳舞等，经常活动身体，有助于促进全身的血液循环，改善肠道功能和脏腑失调。

（6）严重便秘需要尽快通便：选择使用开塞露润肠通便，肥皂水灌肠通便，喝1～2勺香油润肠通便。

219. 自我保健应该选择哪些检查项目？

为了保证身体健康，可以根据自己的身体状况、经济情况自我选择常用健康检查项目到医院进行健康检查，判断自己的健康状况，及时发现问题，如高血压、高血脂以及心、肝、肾等脏器疾病，减少那些严重危害人体生命疾病的突然发生，及时预防和治疗。

以下各项检查价格便宜、简便实用，最好每年检查1～2次：

（1）测量血压：人体正常血压值为110～120毫米汞柱/70～80毫米汞柱，超过130/90毫米汞柱为高血压。每年1～2次测量自己的血压，卫生室或医务室都可以测量。每个人都应该知道自己的血压是否正常，很多疾病的发生与血压升高有直接关系，高血压的人要进行降压治疗，并且应该尽量控制自己的情绪。

（2）心电图检查：检查心脏病变。

（3）B超检查：可以及时发现腹部脏器的多种疾病，如肝、胆、肾、膀胱、胃肠等脏腑的疾病。

（4）化验检查：包括血常规、血液生化检查，尿常规、粪便常规检查。

（5）胸部透视或CT检查。可以早期发现肺部肿瘤等疾病。胸部透视价格便宜，CT检查价格略高。

（6）女性妇科检查。

（7）中医检查：通过中医大夫检查有助于早期发现脏腑功能失调，及时进行康复调理。

220. 你了解血液的性质吗？

（1）血量：正常人的血液总量约占体重的6%～8%，成人平均约5 000毫升。妊娠期血量可增加23%～25%。

（2）颜色：血液的红色来自红细胞内的血红蛋白。因红细胞含氧量不同而异。含氧量多的动脉血呈现红色；含氧量少的静脉血呈暗红色；若含较多的高铁血红蛋白或其他血红蛋白衍生物，则呈紫黑色。血浆（或血清）因含少量胆红素，呈透明淡黄色；如含乳糜微粒，则呈乳白色混浊；如发生溶血，则呈红色。

（3）比重：全血1.050～1.060，主要取决于红细胞浓度；

血浆1.025～1.030，主要取决于血浆蛋白浓度；

红细胞1.090，主要取决于血红蛋白浓度。

（4）黏稠度：即血液在血管内流动的黏滞力，主要取决于红细胞的数量和血浆蛋白的浓度。

全血的相对黏稠度为纯水的4～5倍；血浆黏稠度为纯水的1.6～2.4倍；血清黏稠度为纯水的1.5倍。

（5）渗透压：渗透压的大小以溶液的浓度成正比，与分子量无关，正常人血浆在标准状况下，渗透压为 6.7 个大气压，与 9 克/升氯化钠溶液的渗透压相等，因此，9 克/升氯化钠溶液称为等渗盐水。正常人红细胞内的渗透压与血浆的渗透压相同，血浆渗透压的恒定，对于维持人体体液平衡，维持红细胞正常形态和功能，都具有决定性作用。

（6）酸碱度：一般是 pH7.35～7.45，静脉血因含较多的二氧化碳，pH 较低，接近 7.35，而动脉血则接近 7.45。血液酸碱度的恒定，主要靠血液中存在的几对缓冲体系的调节。

（7）凝固性：将血液从血管中抽出，如果未经抗凝，也不作其他处理，通常在几分钟内便自动凝固。这是一种生理性保护机能，是一系列复杂的凝血反应的结果。

221. 血液有什么功能？

血液在全身范围内不断地流动，参与机体的多种功能活动。现将其主要功能简述如下：

（1）输送功能：将氧、葡萄糖、氨基酸、脂类、无机盐、维生素、水分等各种营养物质输送至各个组织，同时将二氧化碳、尿素、尿酸、肌酐、胆色素等各种代谢产物输送至排泄器官，排出体外。

（2）协调功能：将各种激素、酶类传递至有关组织器官，实现对各组织器官功能活动的协调。

（3）调节体温：维持体温恒定的主要物质基础

为血液及组织液中的水分，由于水具有高度贮热和较高的传导能力，故能防止身体温度的急骤变化，从而调节体温。

（4）维持机体内环境的恒定：维持酸碱度、渗透压及水分平衡，使各组织器官有一个适宜而稳定的理化环境。各种功能活动得以顺利进行。

（5）防御功能：血液中白细胞和各种抗体、补体具有强大的免疫功能，在细胞免疫和体液免疫中都具有重要的作用。白细胞具有强大的吞噬作用，是机体抗感染的重要组成部分。

222. 抽血化验要注意哪些事项？

抽血前患者需要注意：

（1）抽血前一天不吃过于油腻、高蛋白食物，避免大量饮酒。血液中的酒精成分会直接影响检验结果。

（2）体检前一天的晚八时以后，应禁食，以免影响第二天空腹血糖等指标的检测。

（3）抽血时应放松心情，避免因恐惧造成血管的收缩、增加采血的困难。

（4）有晕针史的患者请提前说明，医院将做特别安排。

抽血后需要注意：

（1）抽血后，需在针孔处进行局部按压3～5分钟，进行止血。注意：不要揉，以免造成皮下血肿。

（2）按压时间应充分。各人的凝血时间有差异，有的人需要稍长的时间方可凝血。所以当皮肤表层看似未出血就马上停止压迫，可能会因未完全止血，而使血液渗至皮下造成青淤。因此按压时间长些，才能完全止血。如有出血倾向，更应延长按压时间。

（3）抽血后出现晕针症状如：头晕、眼花、乏力等应立即平卧、饮少量糖水，待症状缓解后再进行体检。

（4）若局部出现淤血，24 小时后用温热毛巾湿敷，可促进吸收。

223. 自己可以选择使用哪些疫苗预防疾病？

可以根据自己的需要选择使用的疫苗及预防性生物制品包括：

（1）甲肝疫苗：主要预防甲型病毒性肝炎，适用于 1 周岁以上的甲肝易感者。甲肝易感者包括周围有患甲肝的人，或体质虚弱，经常容易生病的孩子。

（2）乙肝疫苗：主要预防乙型病毒性肝炎（乙肝），一年四季均可接种。适用于可能感染乙肝的任何人。凡是进行乙肝两对半检查后，乙肝表面抗原（HBsAg）阴性的人都可以接种乙肝疫苗。乙肝疫苗是从 1992 年开始对新生儿普遍接种，在此之前出生的人，如果没有感染过乙型肝炎病毒，也就是说乙肝五项检查为阴性的人最好到医院进行乙肝疫苗接种，接种后检查乙肝表面抗体阳性，表示已经对乙肝病毒有了免疫力，今后不会患乙肝了。

(3) 狂犬病疫苗：主要用于预防狂犬病。适用于任何被狗、猫等哺乳动物咬伤或抓伤的人。

(4) 流行性感冒疫苗（流感疫苗）：主要预防流行性感冒。

(5) 肺炎疫苗：主要预防肺炎球菌引起的肺炎。适用于 2 周岁以上的肺炎易感者。

(6) 水痘疫苗：主要预防水痘。适用于 1 周岁以上的儿童。

(7) 口服轮状病毒疫苗：主要预防轮状病毒引起的婴幼儿腹泻。

(8) 麻疹—风疹—腮腺炎三联疫苗（MMR）：主要预防麻疹、流行性腮腺炎和风疹。适用于 1 周岁以上的易感者和育龄妇女。

(9) 乙肝免疫球蛋白（HBIG）：主要阻断乙型肝炎在母婴之间的垂直传播，一年四季均可接种。适用于乙肝表面抗原（HBsAg）阳性的孕妇及新生儿。

(10) B 型流感嗜血杆菌疫苗：主要预防 B 型流感嗜血杆菌引起的侵袭性感染（脑膜炎、肺炎、败血症、蜂窝组织炎、关节炎、会厌炎等)。

224. 什么是血沉?

血沉的全称是红细胞沉降率，英文缩写为 ESR，是一项非特异性的化验项目。这就是说，血沉加快并不能确定患有哪种病，血沉正常也不意味着没有病。测定血沉可以了解疾病和观察疾病的发展和变化，需要与其他化验结果和临床资料结合分析，才能对疾病诊断有所帮助。

判断血沉结果的正常与否需按性别区分，参考范围（魏氏法）：

男性为 0～15mm/1 小时，女性为 0～20mm/1 小时。血沉可因生理因素而加快，如女性在月经期间和妊娠期间可达到 40 毫米左右，小儿及 50 岁以上的老人血沉可略快于参考范围，此时可能与疾病无关。

225. 血沉加快与哪些疾病有关?

炎症性疾病，如急性细菌性炎症，2～3 个小时就会出现血沉加快的现象；各种急性全身性或局部性感染，如活动性结核病、肾炎、心肌炎、肺炎、化脓性脑炎、盆腔炎等；各种胶原性疾病，如类风湿性关节炎、系统性红斑狼疮、硬皮病、动脉炎等；组织损伤和坏死，如大范围的组织坏死或损伤、大手术导致的损伤，心肌梗死、肺梗死、骨折、严重创伤、烧伤等疾病亦可使血沉加快；患有严重贫血、血液病、慢性肝炎、肝硬化、多发性骨髓瘤、甲亢、重金属中毒、恶性淋巴瘤、巨球蛋白血症、慢性肾炎等疾病时，血沉也可呈现明显加快趋势。

血沉加快对发展速度较快的恶性肿瘤具有提示价值：手术将肿瘤切除，或化疗、放疗治疗有效时，血沉可减慢；肿瘤复发或出现转移时，血沉还可再加快。良性肿瘤一般血沉不加快或出现减慢现象，因此可以通过这个项目协助初步判断肿瘤的性质。

血沉的快慢还可辅助观察病情的变化。如风湿病、结核病血沉加快的程度常与病情轻重有关。活动期血沉加快；病情好转时血沉速度减缓；非活动期血沉可以恢复到参考范围。因此，测定血沉可大致推测疾病的发展及观察治疗效果。例如，红斑狼疮病人的血沉从平稳到加快表明病情进入活动期，长期稳定在参考范围内就说明病情得到了控制。

226. 什么叫血型？

血型是人类血液型别的一种标志。人与人之间的血型并不完全相同。通常所说的 ABO 血型，就是指血液中红细胞所带不同的抗原物质而言的。人类 ABO 血型有四种，A 型、B 型、AB 型和 O 型血。在红细胞上含有 A 抗原的，称为 A 型；含有 B 抗原的，称为 B 型；同时含有 A 和 B 两种抗原的，称为 AB 型；既不含 A 抗原又不含 B 抗原的称为 O 型。

227. 血型能变吗？

血型是由特定的遗传物质决定的，这就像种瓜得瓜、种豆得豆一样，因此血型一经确定就不会自行改变。但是，当人体发生某些疾病（白血病）时，尤其是在疾病的中晚期，由于造血器官功能障碍，使不成熟的红细胞大量进入血流。这些不成熟红细胞膜上的血型抗原物质或减少或消失，因此血型就会发生改变。如果造血器官功能恢复，那么改变后的血型又可展现原型。另外，长期大量输血后的病例，血型也会出现暂时性改变，但是这种改变维持不会太久。

228. 输血是否应尽量输新鲜血？

许多人都认为输血还是用新鲜血好，这种观点其实是错误的，因为：

（1）新鲜血各种成分抗原性强，容易引起输血反应。

（2）有大量存活淋巴细胞，增加发生移植物抗宿主病危险。

（3）梅毒螺旋体在体外 4 摄氏度可生存 3 天，因而 3 天内的血液尚有传染梅毒的可能，超过 3 天的血反而安全。

（4）如果输血的目的是补充血小板、粒细胞，12 小时以内的血才算新鲜，但所含血小板、粒细胞不纯、不浓，达不到治疗量效果。因而，输新鲜血弊大利小，不主张输用。

229. 成分输血有哪些好处？

我们将血液中各种成分分别制成单一、高浓度、高纯度的制剂，如浓缩红细胞制剂、浓缩血小板制剂、新鲜冷冻血浆、白蛋白制剂、凝血因子制剂等，并根据病人实际状况，选择最适合病情需要的血液成分制品进行输用，这就是成分输血。

首先，选择成分输血可以最大限度地减少如发热、过敏等输血反应的发生。研究表明，导致发热和过敏的许多成分都位于血浆和白细胞中。在严重贫血时，机体内红细胞大量减少，其携氧能力减弱，输入红细胞成分，不仅可以达到良好的治疗效果，还可以避免血浆和白细胞进入受血者机体，从而减轻或避免输血反应的发生。其次，病毒、细菌等病原体多数位于血浆和白细胞中，去除白细胞及血浆的成分血，可以最大限度地减少经输血传播的疾病，如肝炎、艾滋病、梅毒等的发生。第三，本着缺什么补什么的原则，缺红细胞补红细胞，缺血小板补血小板，白蛋白低补白蛋白。这样不仅可以减少因体内异体蛋白的输入导致各种不利免疫反应的发生，同时由于及时大量补充体内缺少的成分，其治疗效果更理想。第四，由于补充的是高效的治疗成分，在达到治疗效果的同时，避免了血浆中含有大量液体的输入，可以减轻病人的心肺循环负荷，对一些老年人和儿童尤为有利。第五，在全血中，血小板、凝血因子等有效成分不仅浓度低，而且它们的生物学活性会很快消失，起不到应有的治疗作用。成分输血使我们可以针对某一单一血液成分，采取最有利的保存措施，如添加保护剂、不同的储存温度等方法，来保证像血小板、红细胞等成分的生物学活性，不仅提高了疗效，而且节约了有限的血液资源。

230. 尿中白细胞增多就是泌尿系感染吗？

尿常规检查是健康体检的重要项目，可以发现肾脏、输尿管、膀胱等器官的一些病变。如果化验结果尿白细胞阳性，您是不是会以为自己患了泌尿系感染呢？其实您不用紧张，尿中白细胞增多常见于泌尿系感染，但影响尿液检查的因素很多，故体检结果显示尿白细胞增多时，应从多方面分析，不能简单地作出诊断。

体检尿白细胞检验的方法有其局限性。体检时多采用尿试纸条的方法。该方法快速、简便，主要用于筛查。发现尿中白细胞增多应再次留尿复查，同时离心进行显微镜检查，以便确定诊断。

231. 什么时候需要查大便？

（1）患腹泻、痢疾等疾病时；

（2）患口炎性腹泻和小儿脂肪便时；

（3）用其他方法无法查出贫血时；

（4）怀疑有寄生虫病时；

（5）消化器官（胃、肠）出血时；

（6）患结肠炎或其他结肠的感染症时。

注意：粪便标本应该留取刚排下的粪便。因时间一长，粪便中的细菌、寄生虫、酵素等就会死亡或发生变化而消失。

232. 怎样看大便细菌培养报告？

大便的细菌培养由于大便组成的特殊而有其自身的特点。肠道中有大量的细菌，其种类很多。正常人肠道内常寄生有大肠杆菌、产气杆菌、变形杆菌、绿脓杆菌、念球菌等。这些细菌在正常的肠腔内是不致病的。但当肠道发生病理改变时也可以引起疾病。常见的肠道致病菌有痢疾杆菌、沙门氏菌、霍乱弧菌、结核杆菌及嗜盐菌、变形杆菌等。由于这些特点，所以要求在标本的采集处理及培养方法上都与其他标本有所不同。

采集大便标本一般以无菌棉签拭取粪样，应选择含有黏液、脓液及血液的新鲜大便，置于消毒容器内，并及时送检。同时应注意在发病初期（伤寒病人在发病两周时阳性率高）、未用抗生素之前采集，以提高阳性率。对于痢疾，如无法获得粪便，也可采用直肠拭子，即用灭菌棉纤经生理盐水湿润后，插入肛门内 4～5 厘米处轻轻转动后取出。葡萄球菌所致的胃肠炎，可取粪便，亦可取呕吐物。结核杆菌培养可取 3～5 克粪便，用饱和盐水漂浮法等集菌后，再置于试管内进行接种。大便培养方法，根据培养的菌种、菌属不同而有很大差异。这些都是专业性较强的技术问题，这里就不详述了。

大便细菌培养报告一般有两个内容：一是致病原是何菌，明确报告“致病菌是××菌”，属于“××”。二是药物敏感试验，报告某药对该菌的敏感性。一般分为高度敏感、中度敏感、轻度敏感及抗药四种。虽然药物不是细菌培养的内容，但在临床上一般连在一起做的，主要是为临床用药提供很有用的参考依据。

一般来讲，大便细菌培养的报告是比较可靠的。它对于多种肠道疾病，如细菌性痢疾、伤寒、副伤寒、霍乱、嗜盐菌食物中毒等疾病的诊断和鉴别诊断很有意义。

233. 怀疑寄生虫病时应该化验什么？

烧烤、生鱼片等都是令人垂涎的美味，可是有时在饱尝美味时，一些寄生虫的虫卵或幼虫就有可能随着未烤熟的肉食品或生的鱼虾等，悄悄进入你的体内。当虫卵孵化出幼虫、幼虫长大变为成虫时，就会使你感到各种各样的不适，导致患寄生虫病。

随着人民生活水平的不断提高，要求吃鲜活食品的人群在增加，一些由不健康饮食习惯导致的食源性寄生虫病，如旋毛虫、囊虫、肝吸虫、并殖吸虫和刺球蚴病等呈明显上升趋势，且流行程度在加重，流行区也发生着变化。以往寄生虫病多发生在农村地区，而目前城市患者占的比重却逐年递增，如脑囊虫病、血吸虫病、肝吸虫病以及因宠物感染人体导致的弓形虫病等在城市居民中并非罕见。

如果怀疑得了寄生虫病，该做哪些化验来确诊呢？检查出寄生虫病原体（虫卵、幼虫、成虫）是确诊寄生虫感染性疾病的最直接依据。

根据不同种类的寄生虫感染人体后的寄生部位，采集相应的标本，如血液、粪便、阴道分泌物、骨髓等，涂片检查虫卵、虫体、包囊等是目前最可靠的确诊方法。例如，可采用血涂片检查疟原虫，粪便涂片检查各种蠕虫卵或肠道原虫的滋养体和包囊，也可用阴道分泌物涂片检查阴道毛滴虫滋养体等。

但是，此种方法检出率较低，因此对轻度感染者需反复检查，以免漏诊。某些寄生虫由于寄生于人体组织和器官中，用这些方法检查效果不理想，则需应用免疫学诊断方法。如怀疑弓形虫感染，可用免疫学方法检测血中有无弓形虫的特异性抗体；怀疑脑囊虫病，可检测脑脊液中有无囊虫的特异性抗体；怀疑血吸虫病，可做环卵沉淀、ELISA 等免疫学试验，检测血中血吸虫特异性抗体来进行诊断。

234. 唾液能传染乙肝病毒吗？

最近，杭州市六医院一课题“定量检测慢性乙型肝炎患者血清、唾液、尿液中 HBVDNA 的临床意义”通过杭州市科技局专家组鉴定，认为该项目已经达到国内领先、国际先进水平。课题组花了 3 年时间，对 200 例大样本分别从病毒学、血清学、生化学、病理学四方面进行研究，采用荧光定量聚合酶链反应检测乙肝患者的血液、唾液、尿液中的 HBVDNA 含量，全面评估其在慢性乙型肝炎的预防、诊断及治疗方面的意义，发现它们之间存在正相关性。通过该项目研究，科研人员认定，乙肝患者在唾液 HBVDNA 定量≥105 拷贝/ml 时，其唾液与尿液具有感染性，这时应注意饮食起居方面的消毒隔离。口腔黏膜有破损时，应避免亲吻、共用餐具，碗具应单独分开，并进行消毒。健康一方应打乙肝疫苗进行预防。

235. 如何能及早发现乙型肝炎？

只要平时注意做到三注意，三看，一化验，就能及早发现和及时进行诊治乙型肝炎。

三注意是：一是注意有无乏力，耐力差等症状；二是注意有无厌油，胃口不好，腹胀等症状；三是注意有无头昏沉，眼睛干涩等症状。

三看是：一看有无面部颜色发黄及色素斑；二看有无口唇发青；三看有无乳晕颜色较深。

如果发现有以上症状，我们提醒大家千万不可大意，应该尽快到有条件的医疗单位抽血化验乙肝五项，确认有无乙型肝炎。乙肝五项检查俗称乙肝“两对半”，请注意在抽血以前不要喝水，吃饭，一般是在抽血当天不吃早饭、不喝水，上午抽血检查。

236. 如何判断乙肝传染性的大小？

乙肝的传染性并不可怕，因接触而被传染上乙肝的人很少，大约80%左右的乙肝患者是通过家族性的垂直传播而得，另有10%左右的是经血液、医疗途径而感染。

乙肝的发病呈家族性或单个散发。先天或出生时感染乙肝病毒者，往往是慢性甚至终身携带，后天感染的一般很少发生慢性乙肝。从这个角度看，乙肝的传染性主要针对家族成员，以及血液、血制品、手术、外伤等情况而言，一般接触几乎不会导致乙肝病毒感染而引起慢性乙肝。绝大多数的正常人，接触乙肝病毒后，体内都有正常的免疫监视系统及处理系统，病毒侵入体内，可及时被发现并予以清除，这样一个过程，大多数人都在不知不觉中进行和完成。如果出现以下几种情况，均可认为乙肝病毒处于高传染期。

（1）乙肝“两对半”（乙肝病毒五项指标）检查时，出现“大三阳”的情况，即表面抗原（符号是HBsAg）、e 抗原（符号是 HBeAg）和核心抗体（符号是抗- HBC）同时阳性。这是乙肝病毒经典的组合模式。其中，e 抗原阳性是乙肝病毒复制的直接证据，这种情况出现，表示患者体内有乙肝病毒复制，传染性强。

（2）乙肝“两对半”检查时，出现“小三阳”的情况，即表面抗原、e 抗体和核心抗体阳性。同时，乙肝病毒脱氧核糖核酸（符号是 HBVDNA）呈阳性，说明乙肝病毒有变异情况发生。虽然 e 抗原为阴性，但是，HBV DNA 却为阳性，足以说明乙肝病毒仍处复制阶段，传染性强。

（3）乙肝“两对半”检查，出现表面抗原、核心抗体为阳性，甚至于只有核心抗体为阳性时，HBVDNA 检测仍为阳性，这依然反映乙肝病毒仍处复制阶段，传染性强。

（4）乙肝“两对半”检查，只有核心抗体为阳性，但是核心抗体的免疫球蛋白 M（符号是抗 HBCIgM）为阳性，也说明具有传染性。

（5）乙肝“两对半”检查，全部为阴性，但是，肝功能检查异常，进一步检查 HBVDNA 或抗 HBcIgM 为阳性，也可说明患者仍具传染性。

（6）如果血液乙肝病毒检查没有发现阳性指征，但是肝功持续异常，经肝组织活检，发现乙肝病毒 e 抗原或核心抗原为阳性，仍可证明乙肝有传染性。

衡量乙肝是否有传染性的最重要指标是 HBVDNA 和 e 抗原，无论什么情况下，只要这两项指标呈阳性，就可认为，具有传染性并且传染性较大。

237. 什么是过敏，如何进行过敏原的检测？

过敏在医学上则被称为变态反应，是指机体受抗原（包括半抗原）刺激后，产生相应的抗体或致敏淋巴细胞，当再次接触同一种抗原后在体内引起体液或细胞免疫性反应，由此导致组织损伤或机体生理机能障碍。引起变态反应的抗原被称为变应原，又名过敏原。人类大约有 20％以上的人一生中患过变态反应性疾病。

变态反应性疾病治疗中的一条基本原则是找到变应原（过敏原）并予以去除或避免，仅用抗过敏药物只是对症治疗，不能从根本上解决问题。目前Ⅰ型变态反应的变应原检测主要包括体内和体外试验两种，其中临床上较常用的有皮肤变应原点刺试验（属体内试验）和血清变应原特异性 IgE 抗体检测（属体外试验），前者简便快速，但有一定局限性，如结果易受患者用药及皮肤条件影响，婴幼儿、年老体弱或处于急性发作期者不宜采用。后者准确、敏感、影响因素少，不需停药，只要抽取少量血液（不需空腹与停药）便能完成多种过敏原的测试，而且没有危险性，婴幼儿、年老体弱或处于急性发作期的患者均可采用。但体外试验不能完全取代体内试验，因为体内试验还能反映嗜碱性粒细胞和靶细胞的反应性。

患有变态反应性疾病的患者宜尽早去有条件的医院进行变应原（过敏原）检测，同时还可对适宜患者进行特异性脱敏治疗。

238. 痛风是怎么回事？

痛风是嘌呤代谢异常引起的一种疾病，那么嘌呤到底是一种什么样的物质呢？首先要了解什么是核酸。核酸是细胞的一种主要成分，我们平时常说的 DNA（脱氧核糖核酸）和 RNA（核糖核酸）就是它的组成成分，遗传、种族等均由它来决定。DNA 及 RNA 自身处于不停的新陈代谢过程中，嘌呤即是它们分解代谢过程中产生的一类物质。嘌呤在酶的催化下进一步代谢分解，即转变为尿酸。可见，嘌呤是核酸的代谢产物，而尿酸是嘌呤的代谢最终产物，所以说尿酸是细胞分解的终末产物之一。它对人类没有丝毫利用价值，被视为人体的“垃圾”，如肾脏不能清除掉，就会引起痛风，故把尿酸视为有害物质。

由于嘌呤代谢异常，引起血中尿酸含量增高，称为高尿酸血症。此外，血中尿酸含量的高低还取决于嘌呤的摄入、体内的合成及排泄。在某些情况下如血液病、恶性肿瘤放疗或化疗后，细胞内核酸分解增加，即合成尿酸的原料增加，也将导致血尿酸升高。长期使用某些利尿剂则使肾吸收尿酸增多。这些因素均可引起尿酸增高。

人体尿酸总量为 0.9～1.6 克，每日约更新 60%，每天产生 750 毫克，酸碱度为 5.75，体液偏碱性。人体内尿酸每日生产量和排泄量大约相等。尿酸 1/3 是由食物而来，2/3 是体内自行合成。排泄途径则是 1/3 由肠道排出，2/3 从肾脏排泄。高尿酸血症是痛风的生化标志。不少高尿酸血症患者，可以持续终身不发生症状，称无症状高尿酸血症。一般而言，尿酸值愈高或持续时间越久，越容易得痛风。血尿酸增高达475微摩尔/升时，结合临床就有诊断意义。尤其是血中尿酸持续在540微摩尔/升以上者，约70%～90%的机会会得痛风。

痛风病人也可能是血尿酸正常，这是因为患者急性关节炎疼痛而引发应激反应，引起垂体加速分泌促肾上腺皮质激素，增加肾脏排尿酸的功能，血尿酸水平可能是正常的；或因关节疼痛难忍，使进食量锐减，使尿酸合成减少。有时血尿酸增高也未必是痛风，因为，不少人饮食结构出现不均衡，摄入富含嘌呤和高能量食物过多，由此导致患代谢综合征，影响尿酸的代谢过程，使尿酸合成增加。资料显示，在正常人群中，有5%～10%的人血尿酸升高，60岁以上的人群中15%是高尿酸血症，其中发生痛风者只占10%。可见，既不能排除血尿酸不高的关节炎患者有痛风的可能性，也不能把所有的血尿酸增高的病人诊断为痛风。只有结合病人的病史、症状、体征和其他检查结果，才能作出正确的判断。

239. 血脂正常为何也会动脉硬化？

为什么有不少血脂正常的人也会发生动脉粥样硬化和冠心病，甚至出现心肌梗死呢？这很可能是由于同型半胱氨酸作祟。在近日召开的“全国血脂分析及临床应用学术研讨会”上，有关专家提出，应把检测相关病人血中同型半胱氨酸水平作为心血管疾病诊断、治疗和评价预后的常规项目之一。

近年来，越来越多流行病学与临床研究发现，因同型半胱氨酸代谢异常导致的高同型半胱氨酸血症，已成为动脉粥样硬化和血栓形成等心脑血管疾病发病的独立危险因素。高同型半胱氨酸血症在动脉硬化和动脉血栓形成等心脑血管疾病中，被列为与高血压、糖尿病、高血脂症及吸烟一样的同等重要危险因素，与心肌梗死和心绞痛的发生率和死亡率明显增高呈正相关。

据了解，治疗高同型半胱氨酸血症类的动脉硬化与治疗高血脂性动脉硬化不同，需要通过补充叶酸、维生素 B_{12}、维生素 B_6 等药物进行防治。因此，最简单的方法就是均衡饮食，多吃绿叶蔬菜、橘类水果及豆类和鱼类食品，并在医生指导下检测是否存在“同型半胱氨酸”这一危险因素。

240. 哪些人易患白血病？

白血病是多因素共同作用于机体产生的结果，根据研究表明，具有以下情况者，其白血病的发生率可能高于普通人。

近亲结婚所生子女：近亲结婚的后代，遗传性疾病的发病率比非近亲结婚的后代高出 150 倍，这些孩子经常会发生染色体变异，因此更容易得上白血病。

具有化学药物、毒物接触史：生活在油田、化工厂附近，或长期接触化工制剂的人群更易患病。

与汽油长期接触：汽车驾驶员与含苯的汽油长期接触，造成患白血病的几率高。因此，长期开车的人应经常到医院验验血常规，如果过去血常规正常，在开车后出现白细胞下降，又不是病毒感染或其他原因所致，就说明对苯很敏感，要格外小心。

长期接触染发剂：临床上发现，白血病病人通常有长期染发的历史。在这点上，儿童、老年人与怀孕妇女尤其需要注意。

有用违禁药物治疗牛皮癣、类风湿史：很多治疗牛皮癣类风湿的所谓“祖传秘方”中，都含有大量的乙亚胺、乙双吗啉，它们是诱发白血病的罪魁祸首。

长期滥用减肥药物：一些爱美的女孩子为了追求苗条，会大量服用配方不明的减肥药物。其实她们不知道，这种行为已悄悄地将其带进了白血病的陷阱。

大量吸入装修污染气体：据检测，各种板材、乳胶漆和新的家具等，都含有化学合成物质，这些物质可逐渐释放出有毒气体。这也是长期生活在新装修的环境里，容易发生白血病的原因。

曾受到过辐射者：照射X线或伽马射线后，由于接受大量放射性元素，也会诱发白血病。

241. 贫血时应做哪些实验室检查？

指在一定容积的循环血液内红细胞计数、血红蛋白量以及红细胞压积均低于正常标准者称为贫血。其中以血红蛋白最为重要，成年男性低于 120g/L，成年女性低于 110g/L，一般可认为贫血。

临床上将贫血分为三大类：①红细胞生成减少，如再生障碍性贫血、缺铁性贫血、巨幼细胞性贫血等；②红细胞破坏过多，如各类溶血性贫血；③急性和慢性失血性贫血。

检验项目选择：

血常规，红细胞比积，网积红细胞计数，平均红细胞容积（MCV）、平均红细胞血红蛋白量（MCH）及平均红细胞血红蛋白浓度（MCHC）的测定，血清铁测定，铁蛋白及总铁结合力测定，尿常规及隐血试验，便常规及隐血试验，肝功能，肾功能，血肌酐，骨髓检查，抗人球蛋白试验，血清三碘甲状腺原氨酸（TT3）测定，血清总甲状腺素（TT4）测定。

检验结果判定：

（1）网积红细胞计数：降低，提示为再生障碍性贫血。

（2）平均红细胞容积（MCV）、平均红细胞血红蛋白量（MCH）及平均红细胞血红蛋白浓度

（MCHC）的测定：平均红细胞容积（MCV）、平均红细胞血红蛋白量（MCH）增高，提示为巨幼细胞性贫血；平均红细胞容积（MCV）、平均红细胞血红蛋白量（MCH）及平均红细胞血红蛋白浓度（MCHC）均正常，提示可为急性失血性贫血、溶血性贫血及再生障碍性贫血等；平均红细胞容积（MCV）及平均红细胞血红蛋白量（MCH）降低，提示为慢性炎症性贫血、肾性贫血；平均红细胞容积（MCV）、平均红细胞血红蛋白量（MCH）及平均红细胞血红蛋白浓度（MCHC）均降低：提示为缺铁性贫血、铁幼粒细胞性贫血、珠蛋白生成障碍性贫血及慢性失血性贫血。

（3）血涂片检查：如查到球形红细胞，提示可为溶血性贫血；查到靶形红细胞，提示可为地中海贫血、溶血性贫血及缺铁性贫血等；见到无红细胞大小不均，提示为巨幼细胞性贫血；查到嗜多色性红细胞，提示为各种增生性贫血特别是急性溶血性贫血；查到嗜碱性点彩红细胞，提示为铅中毒及巨幼细胞性贫血；查到卡一波环，提示为严重贫血、溶血性贫血、巨幼细胞性贫血、铅中毒及白血病时；查到豪一周氏小体，提示为溶血性贫血、巨幼细胞性贫血及其他增生性贫血。

（4）尿隐血试验阳性，提示为阵发性睡眠性血红蛋白尿引起的贫血。

（5）便隐血试验阳性，提示为失血引起的贫血。

（6）血清铁测定、铁蛋白及总铁结合力测定：血清铁及铁蛋白降低，总铁结合力增高，提示为缺铁性贫血。

（7）肾功能检查：血尿素氮及肌酐均升高，提示为肾功能不全或尿毒症引起的贫血。

242. 缺铁性贫血应关注哪些指标？

缺铁性贫血的一个特点是小细胞低色素性贫血，且有红细胞体积大小不等现象。因此血常规检查时首先要关注红细胞数量（RBC）、血红蛋白（HGB）、平均红细胞体积（MCV）、平均细胞血红蛋白量（MCH）、平均细胞血红蛋白浓度（MCHC）这几项指标。另一特点是小细胞性和红细胞体积大小不等，因此MCV会出现明显降低（常低于80fl，严重时可低于60fl），而RDW会有明显升高（＞15％）；此外MCH常低于26pg，MCHC常小于300g/L。

临床上用于确认缺铁性贫血的指标还有很多，但专家建议以下几个筛查指标非常重要：①血清铁（SI）＜8.95μmol/L（50μg/dl）；②总铁结合力（TIBC）＞64.44μmol/L（360μg/dl）；③转铁蛋白饱和度（TS）＜15％。④血清铁蛋白（SF）＜12μg/L。此外红细胞铁蛋白测定＜6.5ag/RBC、红细胞游离原卟啉（FEP）＞0.9μmol/L 或＞4.5g/gHb，也表示铁的缺乏。必要时还需进行骨髓穿刺检查来确诊。

243. 鼻出血时应做哪些实验室检查？

鼻出血是指血液从鼻腔内流出，是由于鼻部疾病引起，也可能由全身其他疾病所引起。

检验项目选择：

血常规，血小板计数，肝功能，肾功能。

检验结果判定：

（1）白细胞计数明显升高，血涂片可见幼稚细胞，提示为白血病引起的鼻出血。

（2）白细胞计数、红细胞计数及血小板计数均下降，提示为再生障碍性贫血引起的鼻出血。

（3）血小板计数明显降低，提示为血小板减少性紫癜引起的鼻出血。

（4）肝功能检查：谷丙转氨酶（ALT）、浊度试验阳性，白蛋白与球蛋白比值倒置，提示为肝硬化引起的鼻出血。

（5）肾功能检查：血尿素氮及肌酐均升高，提示为慢性肾功能不全或尿毒症引起的鼻出血。

244. “血液黏稠”是一种病吗？

“血液黏稠”是很多人挂在嘴边的词儿，从字面上看，很容易联想到血液变稠变黏了，就会流得慢，容易发生血栓，进而堵塞血管。一些科普文章也强调：老年人清晨应喝一杯水，有助于稀释血液，预防心脑血管病。还有人说，夏天到了，血液容易变稠等等。

总之，血稠不是个好事儿，应该想办法解决。然而这个引起很多中老年人重视的指标，在医生看来并不那么重要。

医生的回答是他们在判断患者病情时，从来不把“血液黏稠与否”当作标准。血液黏稠是老百姓的通俗语言，医学上血黏度是一项血流变学指标，但是这项指标有很多不太完善的地方，可信性有限，意义有多大，要结合病人其他情况综合判断。

影响血液黏稠度的因素有红细胞、血小板、纤维蛋白原、血脂和血糖等许多指标。所谓“血稠”的人有很多，但是未必就会发生血栓，因为血栓形成是多种因素共同作用的结果，如果血管本身没什么问题，血管壁很光滑，那么血液黏度再高，也未必堵塞血管。但是如果一个人的血脂、血糖和血压过高，就会使血管内皮损害，使血管壁的内膜粗糙，形成粥样硬化，使血管弹性变差，这才是导致血栓形成、堵塞血管的重要因素，所以医生更关心的是血脂、血糖和血压三大危险因素。除此之外，吸烟、超重（肥胖）也是血栓性疾病的发病因素。

至于用喝水“降低血液黏稠度”的办法，老年人多喝水是有好处的，也有利于肾脏的排泄功能。但是从稀释血液的角度，只能说有作用，不解决根本问题，不必太迷信于此。最有效的预防方法还是服用抗血小板药物如阿司匹林等。

为了消除血液黏稠对人们心理的影响，还应该弄明白几个常见的说法。有人说夏天血比较稠，其实正确的说法应该是血液浓缩，因为夏天出汗多，水分流失大。另外，体检很容易出现血稠的结果，这是因为一般的体检都要求空腹，有些人因此连水都很少喝，空腹十几个小时的结果是化验单上血色素高、红细胞数多、压积也高，也就是所谓血稠了。

245. 什么是炭疽?

炭疽是一种由炭疽杆菌引起的急性传染病，牛、羊、骆驼、骡等食草动物是其主要传染源。但是，当人直接或间接地接触病畜和染菌的皮、毛、肉等，也会感染炭疽。

流行地区：炭疽多发生于农牧业地区，包括拉丁美洲、南欧、东欧、亚洲、非洲、加勒比海和中东地区。人感染炭疽，主要是由于职业的关系与病畜或染菌的产品接触所造成的。屠宰、肉类加工和皮毛加工工人可能感染 B 型炭疽，又被称为工业性炭疽。

传播途径：炭疽杆菌芽孢可以在土壤中存活多年。如果与病畜接触或者从染菌的动物产品中吸食了炭疽杆菌芽孢，人也会感染炭疽。当然，如果进食了未煮熟的病畜肉类，也会感染炭疽。

临床表现：

（1）皮肤炭疽：开始表现为类似蚊虫叮咬的小疱，但是一到两天之后则呈疱疹状，然后溃破成溃疡，直径通常为1～3厘米并且中间有黑色的坏死区域，周围也会出现淋巴结肿胀。在没有接受任何治疗的皮肤炭疽患者中，死亡率大约是20%。如经及时诊治，几乎不会有死亡的情况发生。

（2）肠炭疽：主要是由于进食带菌肉类所致，以急性肠道感染为特征。其主要症状为恶心、厌食、呕吐和发热，重者腹痛、吐血并有严重的水样便。肠炭疽导致的死亡病例占患者25%～60%。

（3）肺炭疽：主要的症状与感冒类似。出现病症几天后，病人出现严重的呼吸问题和中风。肺炭疽通常可以致人死亡。

预防：在炭疽相对易发生并且动物的预防接种水平较低的地区，人们应该尽量避免与牲畜和动物产品接触，也要少吃处理不当或烹饪不够火候的肉类。人们也可以接种人类用的炭疽疫苗，据称这种疫苗抵抗各种炭疽感染的有效性可达到93%。

246. 疲倦时应该做哪些检查?

疲倦是很多疾病的症状。白天没有理由的疲倦乏力，夜间睡眠时间比平时多。突如其来的十分疲累困倦的感觉，常是严重疾病来临的症状。

检验项目选择:

血常规，尿常规（包括尿糖），便常规及隐血试验，痰涂片检查血沉，血糖，肝功能，肾功能，血电解质测定，血清总三碘甲状腺原氨酸，血清总甲状腺素，血清游离三碘甲状腺原氨酸，血清游离甲状腺素，心肌酶谱。

检验结果判定:

（1）红细胞计数及血红蛋白降低，提示为各种贫血引起的疲倦。

（2）尿常规检查：尿蛋白阳性，镜检可见大量的红细胞及白细胞，提示可能为急、慢性肾炎及肾功能不全引起的疲倦；尿糖阳性，提示可能为糖尿病引起的疲倦。

（3）便常规及隐血试验：便镜检可见大量的红细胞及白细胞，提示可能为消化道炎症、结核或肿瘤引起的疲倦；隐血试验阳性，提示可能为消化道溃疡或肿瘤引起的疲倦。

（4）血沉增快：提示可能为各种感染、肿瘤及结缔组织病引起的疲倦。

(5) 痰涂片检查：查到结核杆菌，提示为肺结核引起的疲倦。

(6) 肝功能检查：谷丙转氨酶升高，麝香草酚浊度试验阳性，白蛋白降低，提示可能为慢性肝炎或肝硬化引起的疲倦。

(7) 肾功能检查：血尿素氮、肌酐均升高，提示可能为肾功能不全或尿毒症引起的疲倦。

(8) 血清总三碘甲状腺原氨酸、血清总甲状腺素、血清游离三碘甲状腺原氨酸及血清游离甲状腺素测定均升高，提示为甲状腺功能亢进引起的疲倦；如降低，提示为甲状腺功能减退引起的疲倦。

(9) 心肌酶谱测定：乳酸脱氢酶、肌酸磷酸激酶均升高，提示可能心肌炎引起的疲倦。

(10) 血电解质测定：血钾降低，提示为各种低血钾疾病引起的疲倦。

247. 什么是免疫？

免疫是机体免疫系统识别并清除进入体内的异物、衰老死亡的组织细胞、体内突变的肿瘤细胞，维持机体自身平稳定的功能。就是通常百姓所说的免疫力。按照免疫发生的早晚，分为非特异性免疫和特异性免疫。非特异性免疫是人体与生俱来的，对很多病原体都可以发挥阻挡、杀伤作用；特异性免疫是出生后，人体免疫细胞接受细菌、病毒等病原体刺激后形成的免疫力，比如人出生后注射乙肝疫苗，就会形成对乙肝病毒的特异性免疫力，生活中再次遇到乙肝病毒就不会被乙肝病毒感染。免疫是由体内的免疫系统来完成的。人体的免疫系统是由免疫器官、免疫细胞及免疫分子所组成的。免疫器官包括骨髓、胸腺、淋巴结、脾脏等，免疫细胞由骨髓产生，在骨髓或胸腺内发育成熟。如白细胞、大小吞噬细胞、NK 细胞以及 T 细胞和 B 细胞等，免疫细胞是发挥免疫功能，维持人体正常免疫力的主体。

248. 免疫对机体有哪些功能？

免疫功能通常表现在三个方面，即免疫防御、免疫稳定和免疫监视。

免疫防御就是机体免疫系统对于侵入体内的病原体能够及时识别并加以排除的功能，可以保护机体不被细菌、病毒等病原体感染。免疫防御功能正常，机体不容易被细菌、病毒等微生物感染；免疫防御功能降低，就会反复发生持续性感染。

免疫稳定是指免疫系统及时清除机体内衰老死亡的细胞，维持机体内部环境稳定的功能，也叫免疫自稳功能。体内每天都会有很多新的细胞产生，同时也有很多衰老死亡的细胞，如果免疫稳定功能降低，就会使体内代谢废物堆积、甚至产生很多病理性代谢产物，使机体由健康状态进入亚健康状态。

免疫监视是指免疫系统具有及时发现并清除体内突变细胞，防止发生肿瘤的功能。机体内部的组织细胞受到各种因素作用，每天都会有突变的肿瘤细胞产生，如果免疫监视功能降低，没有及时发现并清除肿瘤细胞，导致肿瘤细胞生长，形成肿瘤。

249. 免疫与健康有什么样的关系？

免疫是机体免疫系统抵抗病原体、维持自身稳定、防止肿瘤发生的一种生理功能，免疫功能是否正常直接关系到人体健康的好坏。免疫的概念就是我们老百姓日常生活中经常提到的抵抗力或免疫力。正是因为有了免疫力，人体才具有抵抗各种疾病的能力，没有免疫力，任何一个人都无法在自然界中生存。这已经被原发性免疫缺陷病和艾滋病患者的表现所证实，因为免疫系统的组成成分缺乏会导致免疫缺陷病，这样的患者在生活中经常发生持续性的感染，甚至在几岁内就夭折；艾滋病是免疫系统健康的人受到艾滋病病毒攻击后，导致免疫系统功能极度降低，最终因为不能抵抗各种病原体感染或发生肿瘤导致过早死亡。免疫是机体抵抗疾病最重要的内在机制，与多种疾病的发生发展具有内在的联系，在人体的成长和衰老过程中，随着免疫力的变化，对于各种疾病的敏感程度也在不断的变化。关心和维护自己的免疫力是每一个追求健康的人必然选择。没有免疫力，就没有健康，正常的免疫力是保持人体健康的根本保证。

250. 为什么说免疫系统是我们自己最好的医生？

免疫系统作为机体的重要组成部分，是机体抵抗病原体感染、维持内环境稳定和监视自身细胞突变的防御系统，是保护机体健康的“军队”和“警察”。首先，我们每个人都生活在一个被各种各样微生物包围的世界里，有细菌、病毒、支原体、衣原体、螺旋体、立克次体、放线菌、真菌等，这些微生物中有部分能够对人体产生致病作用，而我们不被这些病原体所感染，是因为通过我们体内免疫系统的免疫防御功能，可以有效地阻止病原微生物的入侵，及时发现并杀伤入侵体内的微生物，因此机体才不会被感染。其次，通过免疫系统的免疫稳定功能可以把体内代谢产生的垃圾，包括体内大量衰老死亡的细胞和代谢产物及时加以清除，保证我们机体内部环境的稳定，组织细胞的功能能够正常发挥，这是机体的免疫稳定功能发挥的作用。免疫系统产生的免疫监视功能，就像维持治安的警察一样，体内的免疫系统时时刻刻都在监视着体内的各种组织细胞，以便及时发现肿瘤细胞，并给以清除，保证人体不得肿瘤。大家熟悉的艾滋病就是一个很好的例子，得了艾滋病就意味着死亡，因为艾滋病患者就是被艾滋病病毒破坏了免疫系统，无法抵抗各种微生物的感染，无法识别清除体内的肿瘤细胞，导致反复发生感染和肿瘤，最终死于机会感染和肿瘤。没有任何一种病单靠药物或手术而不需要机体自身免疫就可以康复痊愈的疾病，相反，有很多疾病，甚至包括有些被医院医生诊断为不能治疗，无法康复的疾病，通过病人合理饮食、调整心态、加强锻炼，提高免疫系统的功能，使自身的疾病获得痊愈的例子。因此我们说免疫系统是我们自身最好的医生。只要我们拥有完整的免疫系统，通过健康的生活方式，保证免疫系统发挥正常的免疫功能，我们就可以避免发生很多疾病。

251. 体内具有抗肿瘤作用的免疫细胞有哪些？

我们每个人的体内都有针对肿瘤细胞的免疫杀伤细胞，包括 NK 细胞、巨噬细胞和细胞毒 T 细胞等。NK 细胞也叫自然杀伤细胞，在机体早期杀伤肿瘤细胞的免疫监视过程中具有重要作用，可以非特异性的杀伤肿瘤细胞，体内的许多细胞因子如 IL－2、IFN－γ 等都可以活化 NK 细胞，增强 NK 细胞对肿瘤细胞的杀伤功能。巨噬细胞被 IFN－γ 等细胞因子活化后，也具有杀伤肿瘤细胞的功能，NK 细胞主要分布在血液中和淋巴组织，巨噬细胞则广泛分布于全身各种组织，它们可以及时发现并清除体内的肿瘤细胞，防止机体形成肿瘤。细胞毒T细胞是特异性免疫反应中的杀伤细T细胞，需要经过肿瘤抗原激活后才能发挥反应。总之体内的多种免疫杀伤细胞在抗肿瘤过程中，既可以独立作战，又可以相互配合、相互调节，最终杀伤破坏体内的肿瘤细胞。

252. 抗体和免疫力有什么关系？

抗体是由体内B细胞产生的一种特异性免疫力，可以保护抗体抵抗相应病原体的感染。是机体受到细菌、病毒等异物刺激后，由免疫系统中的B细胞分化成浆细胞，再由浆细胞产生的一种球蛋白，这种球蛋白叫做抗体。抗体具有免疫保护功能，可以中和细菌产生的毒素、阻止病毒感染、在补体参与下溶解破坏细菌，抗体还可以促进吞噬细胞对细菌等病原体的破坏。有些抗体可以通过胎盘到达胎儿体内，对胎儿起到保护作用。

253. 人体失去免疫力还能生存吗？

英国有个5周大男婴佐海布被称做是“泡泡男孩”，因为他生下来就没有免疫系统，只能生活在一个无菌的透明“塑料隔离泡”中。佐海布从出生后就被诊断出患有一种罕见的免疫缺乏症，佐海布的体内没有任何有效的免疫系统，只能生活在一个高科技无菌“透明塑料泡”中，佐海布因此被称做“泡泡男孩”。由于佐海布的体内没有任何免疫系统，所以他感染上任何种类的细菌，都会导致他的死亡。一个普通人的拥抱也会给他带来致命的细菌，甚至连一个充满疼爱的亲吻，都可能会杀死他。到目前为止，“泡泡男孩”必须生活在特制隔菌塑料泡中，或严格的无菌区内。如果不接受骨髓移植治疗，许多像佐海布这样的“泡泡男孩”都会在1岁生日前夭折，因为他们的身体失去了与任何病菌斗争的能力，在没有治疗的情况下他们很快就会患病和死亡。他们必须在非常干净的环境中才能生存，而这种环境不是我们一般人或家庭能够提供的。因此这种完全失去免疫力的人不能正常生存。

254. 如何早期发现恶性肿瘤？

恶性肿瘤是严重威胁人类健康的疾病，早期发现、早期治疗有助于肿瘤患者的康复治疗。要做到早期发现肿瘤，首先，要给自己制定一个健康检查计划：如每年进行胸透、B超、心电图检查，血液化验检查。第二，如果长时间出现不明原因的低烧、乏力、消瘦，咳嗽咳血、尿血、便血等，要及时到医院进行相关检查。

255. 为什么肿瘤包块反复出现？

目前西医对于恶性肿瘤的治疗，主要是采用手术、放疗和化疗。手术可以切除局部的肿瘤包块，放疗或化疗可以有效杀伤转移的肿瘤细胞，但是很难对肿瘤细胞斩草除根，由于肿瘤细胞生长速度快，因此过一段时间可能就会重新形成肿瘤包块。放疗或化疗在杀伤肿瘤细胞的同时，也杀伤了人体的免疫细胞，破坏了人体免疫力。而肿瘤细胞的最终清除必须依靠人体免疫力，如果人体免疫力不能得到很好的恢复，对肿瘤的控制非常不利，配合中医中药进行治疗可以提高肿瘤的治愈率。中医中药在肿瘤治疗中可以起到多方面作用，一是可以减轻放疗、化疗对人体的毒副作用；二是增强人体免疫力，提高人体免疫系统本身的抗肿瘤能力；三是可以通过中药直接抑制肿瘤细胞生长。

256. 晚期恶性肿瘤患者能够治好吗？

人体免疫系统本身就有识别杀伤肿瘤细胞的能力，由于各种原因使机体免疫功能降低，免疫细胞不能及时识别杀伤肿瘤细胞，导致体内肿瘤形成。晚期恶性肿瘤患者虽然失去手术时机，但是只要平衡心态，树立信心，配合中医中药的治疗仍有治好的可能。消极、悲观、焦虑、抑郁等不良情绪会导致人体免疫力的极度下降，克服这些不良情绪是战胜肿瘤的前提。

257. 什么是寄生虫病?

由于寄生虫在人体寄生而引起的疾病称为寄生虫病。那些长期或短暂的寄生在另一种生物的体内或体表的低等动物，在获得自身生长需要的营养同时给对方造成损害，称为寄生虫。被寄生虫寄生的生物称为宿主。寄生虫在人体寄生就会给人体造成伤害，导致营养不良，内脏器官损害，甚至威胁生命导致死亡。

寄生虫的种类很多，按照寄生部位可以分为体内寄生虫（如蛔虫、蛲虫、肝吸虫等）和体外寄生虫（如虱子、蚤）。按寄生时间的长短，有长期性寄生虫（如血吸虫）和暂时性寄生虫（如蚊子、苍蝇等）。

258. 如何预防寄生虫病?

寄生虫病流行有三个基本环节：传染源、传播途径和易感人群。只有做到消灭传染源、切断传播途径并保护好易感人群就可以有效预防寄生虫病。

（1）消灭传染源：能使人体患寄生虫病的传染源包括病人、带虫者和保虫宿主。带虫者指感染寄生虫后没有明显症状和体征的人；保虫宿主是指能够感染人体寄生虫的某些动物，这些动物感染寄生虫后，通过粪便污染环境或者通过蚊虫叮咬把病原体感染给人。有些人体寄生虫可以在人和动物之间自然传播，这些寄生虫病称为人兽共患寄生虫病。因此加强对寄生虫病人、无症状的带虫者和保虫宿主的治疗可有效的控制传染源传播病原体。

（2）切断传播途径：传播途径是指有感染性的寄生虫侵入人体的途径。人体寄生虫病常见的传播途径有以下几个方面：①经口感染：被某些寄生虫的虫卵、幼虫污染的水源、食物，被人食入体内引起感染。②经皮肤感染：寄生虫经皮肤进入人体。③经蚊蝇等节肢动物感染：如蚊子可以传播疟疾。④经接触感染：如阴道毛滴虫可经过直接接触感染。⑤经胎盘感染：孕妇感染某些寄生虫，经过胎盘传给胎儿。

（3）保护易感人群：人类可以感染各种寄生虫。熟悉寄生虫病的传播途径，改变不良的饮食习惯和卫生习惯，提高自我保护意识可以有效地预防寄生虫病。

259. 南方主要预防哪些寄生虫病？

南方主要预防吸虫病，包括血吸虫病，肝吸虫病，肠吸虫病及肺吸虫病。

（1）血吸虫病预防：血吸虫感染后对人体最大

的损害是造成肝脾肿大和门脉高压，儿童感染严重者会出现侏儒症。在含有血吸虫的水中插秧、捕鱼、割水草等劳动或者在这样的水中洗菜、洗手、游泳等，血吸虫通过皮肤进入人体使人体感染。我们在生产和生活中避免和疫水接触，必须接触时做好个人防护就可以远离血吸虫病。

（2）肝吸虫病：肝吸虫感染可以引起胆道感染及胆结石，病情严重者可发展为肝硬化，导致死亡。喜欢吃生鱼片、鱼生粥、炒鱼、煎鱼、烤鱼等食物的人最容易感染肝吸虫病。预防的方法是养成良好的饮食习惯，讲究卫生，饭前便后要洗手；定期服用含有阿苯达唑的驱虫药，一年春秋服两次，可以有效预防肝吸虫病。

（3）肠吸虫病：肠吸虫病的流行常与种植水生植物和养猪业有密切关系。生吃菱角、茭白等水生植物可以使人感染。用含有肠吸虫幼虫的青饲料喂猪导致猪感染，感染的猪通过粪便污染周围环境，使人感染。预防的关键措施是不要生食未经刷洗及沸水烫过的菱角等水生果品，不喝河塘的生水，不用被囊蚴污染的青饲料喂猪。

（4）肺吸虫病：肺吸虫可以寄生在人体肺部、腹部、脑部等多种部位引起肺吸虫病。肺吸虫幼虫可寄生在溪蟹及蝲蛄（小龙虾）体内，人们吃了生的或未煮熟的含有肺吸虫幼虫的溪蟹或蝲蛄而感染。

因此要把好“进口”关，不吃生的、未煮熟的溪蟹与蝲蛄，烹调时，将蟹、蝲蛄蒸煮20分钟再食用。同样要养成良好的个人卫生习惯。

260. 北方主要预防哪些寄生虫病？

北方主要预防蛔虫病、蛲虫病、钩虫病、猪带绦虫病和弓形虫病。

各个年龄的人群都可以感染蛔虫、蛲虫，农村的小孩，尤其是幼儿园里的小孩，蛔虫、蛲虫感染非常普遍；当人赤手光脚在田间劳动，接触土壤，钩虫的幼虫可通过皮肤进入人体。夏秋季是钩虫容易感染的季节。如果人不小心误食了未煮熟的“米猪肉”后，会患猪带绦虫病；当人误食猪带绦虫卵后会患囊尾蚴病。预防的方法是：①教育儿童养成饭前便后洗手的习惯；不吃手指；勤剪指甲；在托儿所、幼儿园和家庭做好环境卫生；衣被、玩具经常消毒。②如果发现儿童经常用手去抓挠肛门，可以到医院作粪便检查查虫卵或服用肠虫清进行驱虫治疗。③不赤手光脚下地劳动，在手足等皮肤暴露处涂抹1.5%左旋咪唑硼酸酒精或15%噻苯咪唑软膏等，可显著减少感染机会。④不购买未经检疫的猪肉，不吃未煮熟的猪肉；生熟食厨具要分开使用。购买猪肉一定仔细检查，猪肉中含有很多小的白色颗粒掉下来，这样的猪肉一定不能吃。⑤应避免与猫、猫粪、狗和兔等动物密切接触，定期做弓形虫常规检查。

261. 如何注意饮食才能预防寄生虫病？

很多寄生虫虫卵或幼虫可以通过食物进入体内，因此预防寄生虫病应该时刻谨记把住病从口入关，做到：①养成良好的饮食习惯：不食生的或未煮熟的淡水鱼、淡水虾、溪蟹、蝲蛄；不生食菱角、茭白等水生植物；不喝生水；不进食生的或未煮熟的螺肉、蜗牛或蛞蝓等。处理鱼虾肉后，要及时洗净手及刀、砧板；生食和熟食厨具要分开使用；生吃的蔬菜充分洗干净。②养成良好的卫生习惯：饭前便后要洗手，勤剪指甲，不吸食手指。③在正规的摊位上购买肉类，不购买未经检疫的猪肉。